DATE DUE

GAYLORD   PRINTED IN U.S.A.

Anne Hooper

sexo
LA GUÍA

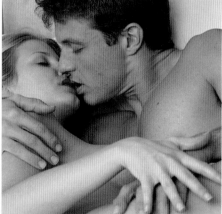

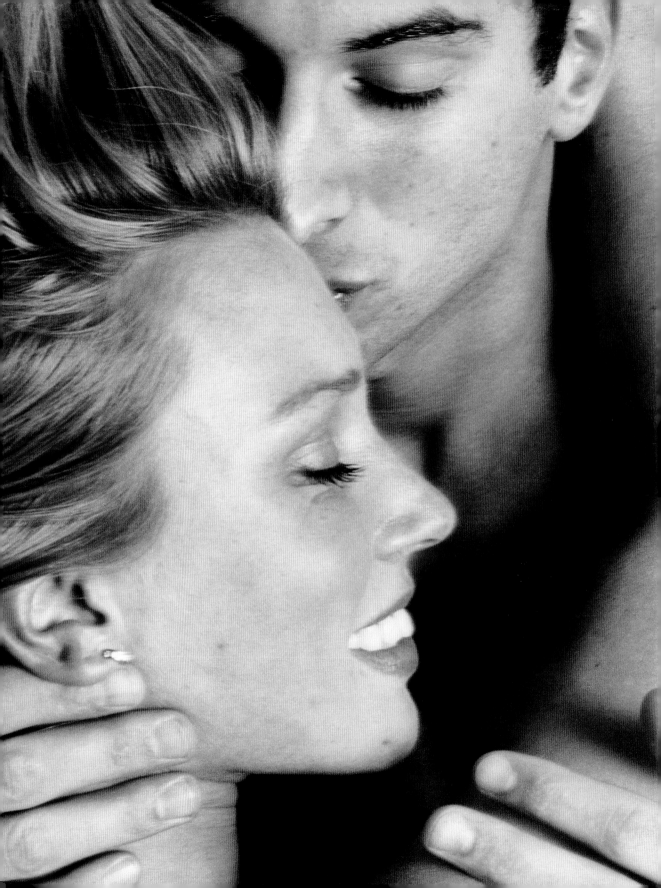

Anne Hooper

sexo
LA GUÍA

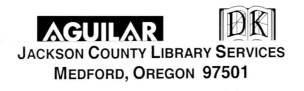

AGUILAR

DK

JACKSON COUNTY LIBRARY SERVICES
MEDFORD, OREGON 97501

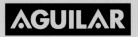

LONDRES, NUEVA YORK, MUNICH,
MELBOURNE Y NUEVA DELHI

Directora y editora artística en jefe	Lynne Brown
Directora de edición	Stephanie Farrow
Directora ejecutiva de arte	Karen Ward
Editora del proyecto	Kesta Desmond
Editora artística del proyecto	Tracy Miles
DTP	Karen Constanti
Producción	Sarah Dodd

Fotógrafos
Luc Beziat
Patricia Morris
James Muldowney

Publicado por vez primera en
Gran Bretaña en 2001
por Dorling Kindersley Limited,
80 Strand, London WC2R ORL

Una compañía Penguin

Traducción: Catalina Sherwell
Copyright © 2001 Dorling Kindersley Limited
Copyright del texto © 2001 Anne Hooper

De esta edición:
D. R. © Santillana USA Publishing Company, Inc.

2105 N.W. 86th. Avenue
Miami, FL 33122

Un disco-catálogo CIP de este libro puede
conseguirse en la Biblioteca Británica.

ISBN en inglés: 0-7513-3875
ISBN en español: 1-58986-000-4

Producido por Colourscan, Singapur
Impreso y encuadernado en Singapur,
por Star Standard

contenido

introducción

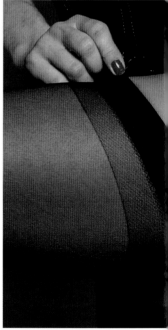

T al es la fuerza del optimismo humano que, tanto hombres como mujeres, luchamos por salvar nuestras vidas sexuales cuando algo no anda bien. El sexo es una de las recompensas que nos brinda la naturaleza, y la sensualidad es valorada como una suerte de colchón o una zona de seguridad. Los humanos nos esforzamos casi hasta lo imposible por afrontar y resolver nuestras problemáticas y dilemas sexuales. Así, este libro reúne las preguntas más frecuentes sobre el delicado tema de las relaciones amorosas. Abarca muchos estadios y etapas de la vida humana y hace lo posible por ofrecer los más adecuados consejos para ayudarte a mejorar tus relaciones sexuales.

En términos sexuales, vivimos una época difícil. Existe miedo respecto al SIDA y los problemas sexuales relacionados con el estrés ocupan los primeros lugares en las listas de las clínicas de terapia sexual. Si eres soltero, quizá te resulte difícil hacer nuevos amigos en las grandes ciudades o quizá te deprima no tener con quién. Si estás casado, tal vez tu pareja no desee

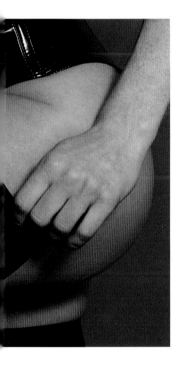

tas

tener tanto sexo como tú, o puede ser que sí lo desee, pero con alguien más. Algunos problemas sexuales son ocasionados por un mal estado de salud o por el envejecimiento, otros son innatos o surgen por falta de experiencia, ignorancia o malentendidos. Y nuestra vida sexual es un área en la que no deseamos equivocarnos. El sexo es parte fundamental de la manera en que definimos nuestra personalidad.

Este libro ha sido inspirado por las muchas preguntas que mis lectores me han hecho durante los últimos años. Las respuestas abarcan todos los temas sobre los cuales deseas saber. Espero que este libro sea de gran ayuda para ti. Si deseas formular más preguntas, puedes escribirme a la siguiente dirección electrónica: anne@annehooper.com.

Deseo que tengas mucha suerte con tu vida sexual.

Anne Hooper

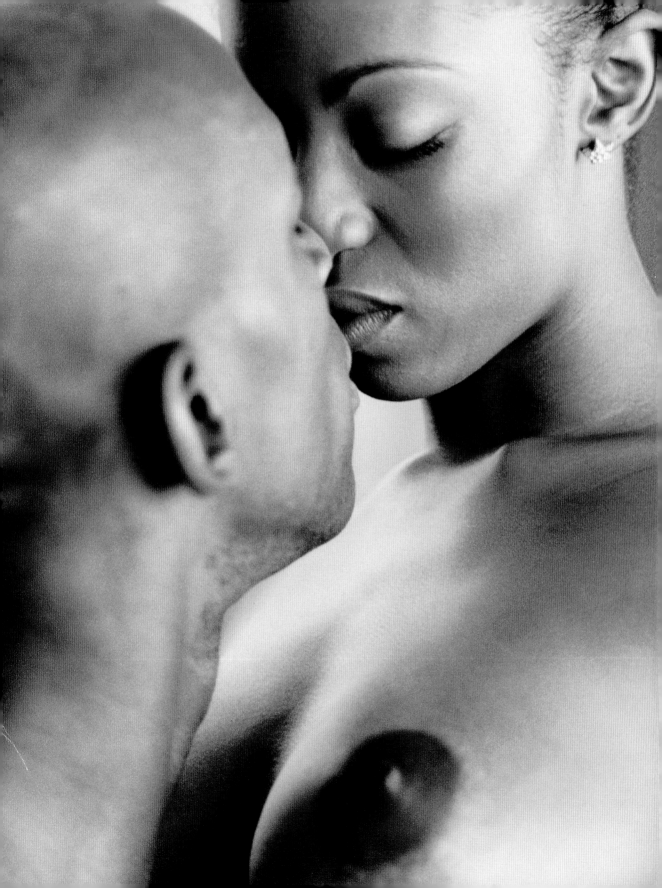

en las relaciones

Las relaciones duraderas proporcionan el escenario perfecto para la vida sexual de muchas personas. El sexo tiende a ser más intenso al inicio de una relación y luego, con cierta frecuencia, se establece como una especie de patrón que —es de desear— agrade a ambos.

Acción en la cama

¿Qué hacen la mayor parte de las parejas en la cama?

La mayoría las parejas comienzan por involucrarse en jugueteos preliminares, en los que ambos se concentran en despertar el deseo sexual en su compañero. Los juegos preliminares enfocan su atención en las zonas erógenas, tales como los labios, el cuello, los pechos, los pezones y los genitales, e incluyen una combinación personal de golpecitos, caricias, abrazos, masajes, besos, masturbación mutua y sexo oral. El coito generalmente se realiza en la llamada "posición misionaria", el hombre sobre la mujer, quien yace de espaldas, o con variaciones de esta posición. Muchas parejas también gozan hacer el amor por detrás o en posiciones en las que la mujer se coloca encima del hombre.

¿Cuánto tiempo debe durar la relación sexual, desde los juegos preliminares hasta alcanzar el orgasmo?

¿Cuán largo es un trozo de hilo? Esto depende de las respuestas sexuales de los amantes, de su condición física y de su resistencia, y de su conocimiento o su ignorancia respecto a las técnicas para prolongar el goce sexual. A algunos hombres y mujeres les complace practicar el sexo rápido, en el cual alcanzan el clímax casi de inmediato. Otros gozan prolongando el acto

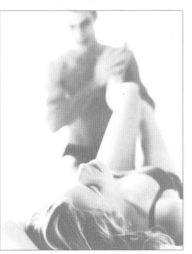

amoroso. Parte de la etapa inicial de una relación, cuando apenas están conociéndose, incluye el descubrir cuáles son las necesidades particulares de cada uno.

En la terapia sexual, generalmente se piensa que la excitación genital del hombre necesita sostenerse durante quince minutos, por lo menos, para que la mujer tenga la oportunidad de excitarse debidamente. Por supuesto, cada mujer tiene una regulación de tiempo distinta: algunas mujeres pueden ir del inicio del jugueteo preliminar hasta el orgasmo en tan sólo tres minutos; otras tardan tres cuartos de hora o más en alcanzar el clímax. Es una buena idea darse por lo menos una hora para hacer el amor, aun cuando uno no requiera tanto tiempo. ¿Por qué crear un límite de tiempo?

¿Cómo puedo lograr que mi pareja se excite lo más posible?

Intenta meterte en la mente de tu pareja. Trata de notar qué es lo que detona su imaginación sexual y comparte sus fantasías sexuales. Atrévete a tomar ciertos riesgos, háblale de tus fantasías y no apresures las cosas cuando al fin lleguen a la cama y ambos estén desesperados por hacer el amor.

Quiero introducir una mayor variedad en mi vida sexual. ¿Existen técnicas especiales que pueda probar con mi pareja?

Existen muchas. Échale un vistazo a las sugerencias de juegos sexuales en el Capítulo 5 y, mientras, intenta con algunas de estas ideas:

• Piensa en la forma de desvestirte, y en realizar un espectáculo de *striptease* especial para tu pareja.

• Convierte tu recámara en un templo exótico dedicado al sexo. Emplea velas, incienso, música sensual y flores para crear el ambiente propicio.

• Emplea el pene como una especie de vibrador. Sostén la punta del pene en tu mano y sóbala contra el clítoris: éste es un gran consejo para que ambos alcancen el orgasmo.

• Utiliza un dedo para jalar hacia abajo la parte inferior de la vagina durante el acto sexual.

• Inserta un dedo (con uñas cortas y limpias) justo en la entrada del ano de tu compañero durante el coito y sácalo y métela delicadamente. De manera alterna, mueve la punta de tu dedo, con movimientos circulares, en torno al borde del ano.

¿Cuán importante es estimular los pezones durante el acto sexual?

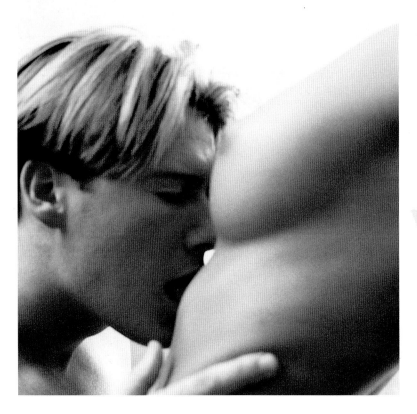

Los pechos y los pezones son zonas erógenas clave —algunas mujeres incluso pueden alcanzar el orgasmo con tan sólo estimular sus pezones. Intenta masajear suavemente el pecho completo, pellizcando o rodando los pezones entre tus dedos y jugueteando con tu lengua. Los hombres también pueden derivar mucho placer si se les estimulan los pezones.

¿Debería yo esperar a que mi novia alcance el orgasmo antes de eyacular?

No está escrito en piedra que así debiera ser, pero en términos de ajuste de tiempos, tiene sentido. Una vez que hayas alcanzado el clímax, es posible que desees reposar, y eso sólo crearía un estado anticlimático para ella. Sin embargo, si te complace estimular a tu chica con la mano o con tu boca después de haber eyaculado, está bien.

Yo siempre he pensado que él debe iniciar los avances sexuales. Pero quiere que yo sea más incitante, más activa en este sentido. ¿Quién tiene la razón?

El mejor sexo probablemente es aquél que sucede espontáneamente. Esto significa que si te sientes sensual, está bien que tomes la iniciativa —sin importar tu género. Después de todo, los hombres en ocasiones pueden sentirse apesadumbrados por la responsabilidad sexual, si son ellos quienes siempre deben tomar la iniciativa, y las mujeres podrían también sentirse privadas de su libertad sexual. Ya pasaron los tiempos cuando se consideraba femenino ser la receptora pasiva del sexo. Idealmente, no deberían existir roles estrictos durante el acto sexual, excepto, por supuesto, aquéllos que sean esenciales para tu propia salud y bienestar.

¿Es adecuado hacer el amor durante el periodo menstrual de mi compañera?

Sí, siempre y cuando ambos se sientan cómodos en dicha situación. Quizá sea conveniente colocar primero una toalla sobre la cama y lavar tu pene después de hacer el amor. Más allá de esto, no se necesita tomar ninguna otra precaución.

Mi esposo emplea un vibrador para procurarme orgasmos. ¿Acaso esta práctica podría obstaculizar que yo alcance el clímax de manera normal?

No existe prueba alguna de que las mujeres se vuelvan adictas a los vibradores. En vez de limitar las oportunidades sexuales, los vibradores permiten que una mujer alcance el clímax bajo una gran cantidad de condiciones. Así que, ¡no te preocupes!

Recientemente, mi esposa compró un manual sobre sexo para que ambos pudiéramos leerlo juntos. ¿Qué indica esto de nuestra vida sexual?

Tu esposa probablemente te está indicando que le encanta la idea de introducir ciertas novedades a su vida sexual, y que espera que tú también lo veas de esa manera. No significa que se haya aburrido de ti —sería difícil darle un libro sobre sexo a alguien de quien dudas. Toma como un cumplido el hecho y, ¡goza tu nuevo material de lectura!

¿Está bien que nos masturbemos mutuamente en vez de realizar el coito?

Cualquier tipo de variación en las prácticas sexuales resulta agradable, siempre y cuando ambos estén de acuerdo. La masturbación mutua puede ser una alternativa erótica del coito

consejossexuales

El masaje tailandés

Esta técnica especial de masaje es una manera fantástica de proporcionarle a tu pareja una sorpresa sensual y poco usual. Preparen sus cuerpos, cubriéndolos de espuma jabonosa (al igual que lo hacen los tailandeses) o con cualquier otra sustancia resbaladiza, como puede ser el aceite para masajes. El hombre deberá acostarse sobre su vientre, encima de una toalla; la mujer se acuesta, con el vientre sobre la espalda del hombre. En este momento, la mujer emplea su cuerpo entero como un instrumento de masaje al deslizarse hacia arriba y hacia abajo sobre su compañero. Ella puede variar sus caricias, agitar su cuerpo y deslizarse de un lado a otro. Luego intercambien posiciones.

—la variedad es una de las mejores maneras de mantener fresca y excitante tu vida sexual. Otra variación de lo mismo es estimularte mientras tu pareja observa —ésta puede ser una buena manera de desvanecer las inhibiciones y le enseña a tu pareja las distintas maneras en que te gusta ser tocado.

¿Cuáles son las mejores maneras de obtener satisfacción sexual sin penetración?

La masturbación mutua, el sexo oral y el masaje genital o corporal pueden todos ser maravillosos. También puedes experimentar con una gran diversidad de juguetes eróticos (páginas 112-115). Si por razones de salud no deseas ser penetrada durante el acto sexual, lee las páginas 154 y 155.

Nuestros mejores encuentros sexuales se dan sólo después de una pelea. ¿A qué se debe esto?

Los centros cerebrales para las respuestas emocionales fuertes, tales como la ira o incluso el miedo, están vinculados a los que controlan el deseo sexual. Para explorar esta teoría, súbanse a la montaña rusa y prueben cómo se sienten después.

A veces, tener relaciones sexuales después de una pelea también puede proporcionar confianza, una manera de decir "a pesar de que solemos discutir, siempre terminamos por estar juntos".

Mantener relaciones sexuales después de una discusión no es un problema, pero asegúrense de no comenzar a fabricar problemas como una vía para alcanzar la intimidad sexual.

La frecuencia sexual

¿Con qué frecuencia mantienen relaciones sexuales la mayor parte de las parejas?

Mientras más joven seas, seguramente querrás más sexo. En general, la gente tiende a tener más relaciones sexuales al inicio de una relación y su frecuencia disminuye a medida que pasa el tiempo, sobre todo después de cumplir dos años. Las encuestas sobre sexo indican que las parejas promedio comenzarán por tener de dos a tres sesiones sexuales por semana, pero esto tiende a disminuir notablemente al paso de los años.

¿Tener poco sexo podría dañar nuestra relación?

No necesariamente, siempre y cuando hayan establecido un patrón que satisfaga a ambos. Las relaciones amorosas pueden durar toda una vida sin siquiera tener relaciones sexuales. La duración de una relación depende del amor que sientan el uno por el otro, de los intereses comunes, los hijos y qué tipo de inversiones tienen, tanto en

¿Qué significa si...

mi pareja se masturba a pesar de que llevamos una vida sexual muy activa?

• La masturbación le brinda a tu pareja un tipo distinto de satisfacción que el que le dan las relaciones sexuales compartidas.

• La masturbación es un método para calmar la ansiedad o conciliar el sueño, y nada tiene que ver con el sexo que se comparte con una pareja.

• Tu pareja tiene un instinto sexual muy desarrollado y la masturbación le parece la manera más segura de satisfacerla sin incurrir en la infidelidad.

Dato sexual

Una encuesta, demostró que mientras que la vida sexual de los matrimonios declinaba al paso del tiempo, la vida sexual de quienes cohabitan sin estar casados seguía siendo más activa, independientemente de su edad.

términos emocionales como financieros, dentro de su relación. Algunas personas no necesitan mucho sexo para ser felices; otros compensan la carencia de sexo compartido con la masturbación. Algunas personas tienen amantes —logran crear pequeños compartimentos en sus vidas, de manera que una pareja no se entere de la existencia de la otra. Sin embargo, se requiere de mucho esfuerzo para mantener dos relaciones íntimas que se encuentran potencialmente en oposición— y la infidelidad (ver las páginas 24-27) definitivamente tiene la capacidad de dañar tu relación.

¿Es posible tener demasiado sexo? Mi pareja y yo hacemos el amor por lo menos dos veces al día.

No es posible que te ocasiones daños por tener una vida sexual muy activa y, definitivamente, sí puede procurarte mucho placer. Si tú o tu cuerpo no quisieran tener sexo frecuentemente, te descubrirías a ti mismo fabricando excusas con tal de no incurrir en actividades sexuales. Habiendo dicho esto, el hecho de que estés cuestionando ahora si realmente deseas tantas sesiones sexuales, podría significar que te está pasando una de dos cosas: a) te estás aburriendo un poco, o b) estás agotado. No tengas

miedo de decir, "No tengo ganas en este momento —tomémonos un descanso." Sería perfectamente normal.

Ahora tenemos sexo con mucho menor frecuencia que antes, ¿es necesario que sea así?

La frecuencia de encuentros sexuales depende de muchas variantes. El exceso de trabajo, la falta de tiempo y de energía, la tensión nerviosa, las enfermedades, el tener hijos, todas estas cosas son algunos de los factores que debilitan tu vida sexual. Aun sin la carga de estos factores, los estudios demuestran que el paso del tiempo provoca un declive natural respecto a la frecuencia con que las parejas hacen el amor. Pero menos sexo no significa menos amor, así que expresen su cariño con besos, caricias y cumplidos.

Mi novia no desea tener sexo frecuentemente; pero hay días en los que se torna insaciable y parece que no puede obtener suficiente sexo. ¿A qué se debe?

Yo supondría que este patrón de deseo corresponde al ciclo menstrual de tu novia (ver página 76). Los dos o tres días cercanos al fin del ciclo menstrual tienden a coincidir con un deseo sexual exacerbado. Si ella se siente más sensual durante la ovulación, puedes planear muchas actividades sexuales alrededor de este tiempo. Pero, si no desean concebir, asegúrate de usar un medio anticonceptivo confiable.

Soy una mujer de 42 años y estoy comprometida con un hombre de 75 años. ¿Qué frecuencia puedo esperar en nuestra vida sexual?

En 1926, Raymond Pearl, un hombre dedicado a crear estadísticas de temas biológicos, descubrió que 4 por ciento de los hombres cuyas edades fluctuaban entre los 70 y los 79 años realizaban el coito cada tres días, y otro 9 por ciento cada semana. En 1959, el Dr. A.L. Finkle y su equipo interrogaron a 101 hombres cuyas edades fluctuaban entre los 56 y los 86 años, los cuales no presentaban enfermedad alguna que pudiera provocar una reducción de su potencia sexual. Algunos de los resultados a continuación:

• 65 por ciento de aquellos hombres por debajo de los 69 años eran sexualmente activos.

• El 34 por ciento de aquéllos por encima de los 70 años seguían siendo activos sexualmente.

• Casi 50 por ciento de aquéllos que tenían 80 o más años, lograban tener por lo menos diez sesiones sexuales al año. En el grupo que te interesa, que es aquél por encima de los 70 años, la razón principal que se ofrece como explicación de la inactividad sexual es la falta de deseo o la falta de una pareja. Así que, mientras tu marido continúe manteniéndose en buenas condiciones físicas, ¡seguramente tendrás una vida sexual muy activa!

En vista de que nuestra vida sexual se desmoronaba —por elección de mi marido y no mía— ahora me siento intrigada por el hecho de que él ha acrecentado nuestra vida sexual de manera repentina. ¿Es posible que esté teniendo un romance extramatrimonial?

Existen muchas razones por las que la gente incrementa la frecuencia de sus encuentros sexuales y la infidelidad es sólo una de ellas. Si tu marido tiene alrededor de 40 años, es probable que esté experimentando los cambios de la edad madura, y también puede ser que

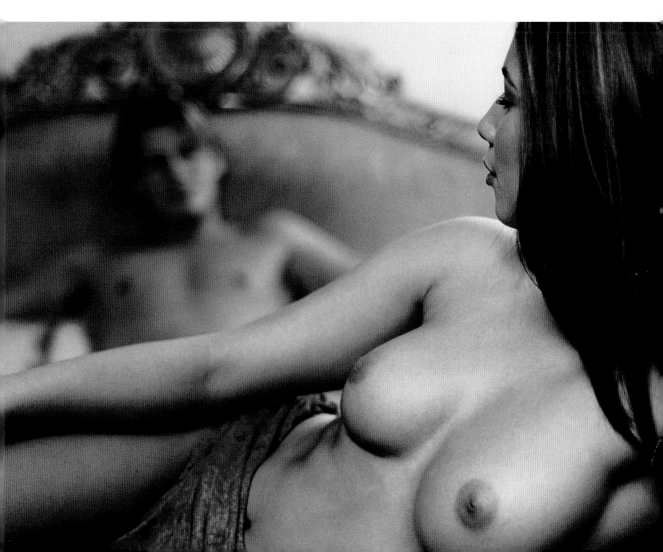

esté reevaluando la relación que sostiene contigo, y por ende los encuentros sexuales. Es muy posible que le excite otra persona pero, en vez de tener un romance con otra mujer, él está dirigiendo sus sentimientos hacia ti. Y sí, existe la posibilidad de que tenga encuentros con otra persona y que tú seas la receptora del exceso de su energía sexual exacerbada. Piensa cuidadosamente antes de forzarlo a hablar. ¿Sabes cómo enfrentarás la situación?

uncaso

"El sexo me ha sido negado durante años. No pienso esperar más tiempo."

Ricardo, 36 años

He estado casado con Tania durante los últimos diez años y durante ese tiempo hemos tenido muy poco sexo. Después de dos años juntos, ella comenzó a estar exageradamente agotada a causa de su trabajo y los lapsos entre los encuentros eróticos se hacían cada vez más largos. El otro día, al despertar, me di cuenta de que no hemos hecho el amor durante seis meses. Le mencioné el tema a Tania, pero me dijo que creía ya no querer tener más relaciones sexuales conmigo. Siento haber perdido el tiempo. Ya me acerco a los 40 años y deseo tener una familia.

El sexo me ha sido negado durante años. No voy a seguir esperando. Por lo que a mí respecta, mi matrimonio ha terminado.

Anne responde:

❝ *Tania se sentía devastada por el hecho de que Ricardo diera por terminado su matrimonio, pero ella insistía que ella no podía seguir acostándose con él. No sabía por qué, pero simplemente ya no lo deseaba, y además se negó a hacerse exámenes médicos. Cuando se enfrentan al rompimiento de una relación larga, algunas mujeres se muestran dispuestas a hacer algo por mejorar sus vidas sexuales. En algunas ocasiones, la sola descarga de adrenalina que es producida por la amenaza de un rompimiento, puede provocar que la gente vuelva a encenderse sexualmente. Ninguna de estas dos cosas sucedieron. Seis meses después, Ricardo se salió de la casa y encontró una nueva amante. Y, lo mismo le aconteció a Tania, con un resultado: su deseo sexual volvió a encenderse. Aunque las rupturas son siempre dolorosas, en retrospectiva, él tomó una buena decisión al confrontar el problema.* **❞**

Mi novio no quería casarse y lo deseaba sexualmente de una manera desorbitada. El problema es que ahora, cuando él finalmente ha aceptado casarse conmigo, ya no deseo tener relaciones sexuales con él tan seguido. ¿Qué está pasando?

Probablemente la actitud de tu novio en el pasado respecto al matrimonio haya minado tu confianza y, para compensar tu estado de ansiedad, comenzaste a desearlo sexualmente de manera exagerada. Y ahora descubres que en realidad necesitas hacer el amor con mucho menos frecuencia. Otra posibilidad es que sientas ira hacia tu novio, a causa de su rechazo durante tanto tiempo, y ésta haya minado tu deseo sexual. Si esto es cierto, intenta analizar las razones que tuvo para postergar su decisión. Habla con él.

Me gustaría tener una vida sexual más plena, pero mi novia y yo rara vez parecemos encontrar el tiempo para ello ya que trabajamos arduamente. ¿Qué podemos hacer?

Hay dos cosas que puedes hacer. Antes que nada, aprovecha lo mejor que puedas los encuentros "rapiditos". Hagan el amor en la regadera, en las noches justo antes de dormir o cuando se están alistando para salir. La segunda opción es hacer una cita sexual. Esto quizás suene cínico, pero ambos podrán gozar de un par de horas sin ninguna responsabilidad más que la de divertirse eróticamente. Sobre todo, no vayan a dejar de lado su vida sexual bajo la creencia de que, en breve, la vida será menos apresurada; probablemente nunca llegue a suceder.

Mi esposa desea que hagamos el amor todos los días y yo estoy

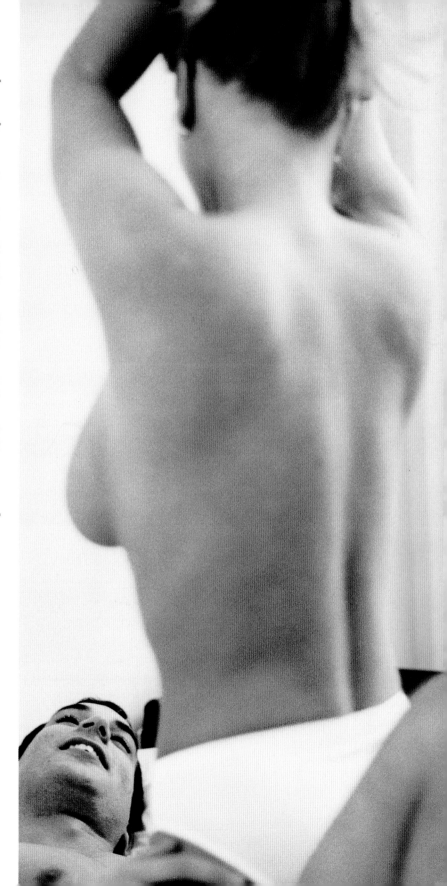

endetalle

Cómo negociar un contrato sexual

Un contrato sexual es útil cuando una pareja no está de acuerdo acerca de la frecuencia con la que se deben tener relaciones sexuales, pero especialmente cuando uno de los dos desea tener sexo todos los días mientras que la otra persona no lo desea. El acuerdo consiste en conceder tres noches a la semana a una pareja y tres noches a la otra. La séptima noche es de quien se la gane. Durante los días que te han sido asignados, tú tienes la libertad de decidir respecto a si quieres o no tener relaciones sexuales. Tu decisión debe ser respetada por tu pareja. Esto es benéfico, porque la persona necesitada puede seguir teniendo relaciones frecuentes, mientras que la persona que no desea tantos encuentros sexuales puede dejar de sentirse presionada.

tenso por esta situación. ¿Cómo puedo cambiarla?

Los hombres y las mujeres que desean tener relaciones sexuales todos los días, generalmente atribuyen esto a un deseo sexual exacerbado. Sin embargo, los estudios clínicos demuestran que existen algunas personas que desean tener mucho sexo para disipar los altos niveles de angustia que las embargan. Sin importar cuál sea la razón, ninguna persona debe ser presionada a mantener relaciones. Tienes todo el derecho de intentar cambiar las cosas —una solución es realizar un acuerdo sexual (ver el inciso anterior). Esto te releva de la presión y obliga a tu pareja a considerar tus necesidades tanto como las propias.

La compatibilidad sexual

Comienzo a sentirme sofocada por mi novio. Él siempre inicia los encuentros sexuales y es sumamente dominante en la cama. ¿Qué puedo hacer para cambiar la situación?

En vez de criticar la actitud sexual de tu novio, sería preferible que afrontaras un solo aspecto de tu vida sexual. De esta manera, él no se sentirá minado o subyugado. Explícale, por ejemplo, que en ocasiones te encantaría tomar la iniciativa y que te gustaría que él te concediera el tiempo para hacer esto mismo. Podrías proponerle un acuerdo sexual (ver la página 15), o emplear la técnica de negociación "de goteo" (ver el recuadro en la página 18). Si aún así no desea llegar a un acuerdo intermedio, quizás sea bueno revalorar tu relación. Si tu pareja intenta dominarte en la cama, lo más probable

es que también intente llevar la vara alta en otras áreas de la relación.

Mi pareja es increíblemente tímida en la cama y tal parece que nunca logra relajarse del todo. Yo amo el sexo y soy muy abierto al respecto. ¿Cómo puedo persuadirla de ser más emprendedora y abierta?

Debes pasar mucho tiempo dedicado a acrecentar su confianza, acariciándola, dándole masajes relajantes y evitando cualquier tipo de presión sexual. Y, si acaso se encuentran al inicio de su relación, permite que ambos tengan el tiempo suficiente para llegar a conocerse bien. Si ninguna de estas sugerencias logra su cometido, quizás tu pareja sea una de esas personas que responden bien ante el estímulo de una copita de alcohol antes de iniciar el encuentro

sexual (y el énfasis está en que sea una pequeña cantidad de licor). Cuando las inhibiciones son extremas, puede ser de gran ayuda una dosis pequeña de una droga, bajo prescripción médica, llamada fentolamina.

Es importante que ella quiera combatir su timidez. Sería sumamente inadecuado que la forzaras a realizar algo que no desea.

Mi amante sólo desea el coito. Él dice que no le interesan los juegos preliminares. Como resultado, nunca me excito y tampoco alcanzo el orgasmo. ¿Qué puedo hacer?

Podrías decirle que tú sabes bien que alcanzarías orgasmos fantásticos si sólo te diera la oportunidad de excitarte verdaderamente. Pregúntale si sería capaz de estimular tu clítoris con su mano antes de iniciar el coito. Si no accede a esta petición, no hay gran cosa que puedas hacer más que aceptar que sus capacidades como amante son primitivas y que, quizá, no es el amante adecuado a tus necesidades.

Realmente amo a mi novia, pero ella no ha tenido mucha experiencia sexual. ¿Cómo puedo enseñarle a que me encienda?

Intenta jugar al mapa corporal.

Cada uno debe pasar unos 15 minutos recorriendo el "mapa" de sus cuerpos desnudos. Deben acariciar pequeñas áreas de la piel usando un dedo, hasta haber recorrido el cuerpo completo, incluyendo los genitales. El receptor de las caricias califica cada caricia en términos del placer que deriva. Esto te permitirá mostrarle qué es lo que más le excita.

endetalle

Cómo reducir las inhibiciones

Los problemas sexuales generalmente se presentan a causa de ciertos complejos. Hay toda clase de inhibiciones sexuales, pero las más comunes incluyen el preocuparse por los olores corporales durante el encuentro sexual, el no desear ser visto desnudo, el sentirse nervioso acerca de algún acto sexual en particular, como el sexo oral, o el pensar demasiado en uno mismo durante el encuentro sexual.

La terapia del comportamiento es una rama de de la psicología cuya meta es atacar las inhibiciones y las fobias. Lo

hace al exponer a la persona afectada a la fuente de su inhibición, a través de una serie de pasos controlados. Tú puedes tomar estos principios de la terapia del comportamiento y aplicarlos en tu hogar. Por ejemplo, alguien que se siente nervioso de tener sexo con las luces encendidas podría comenzar por hacer el amor en un cuarto a oscuras, con una vela, y luego ir incrementando la luz. La idea es que la persona afectada vaya teniendo confianza poco a poco. La terapia del comportamiento también emplea técnicas de relajación.

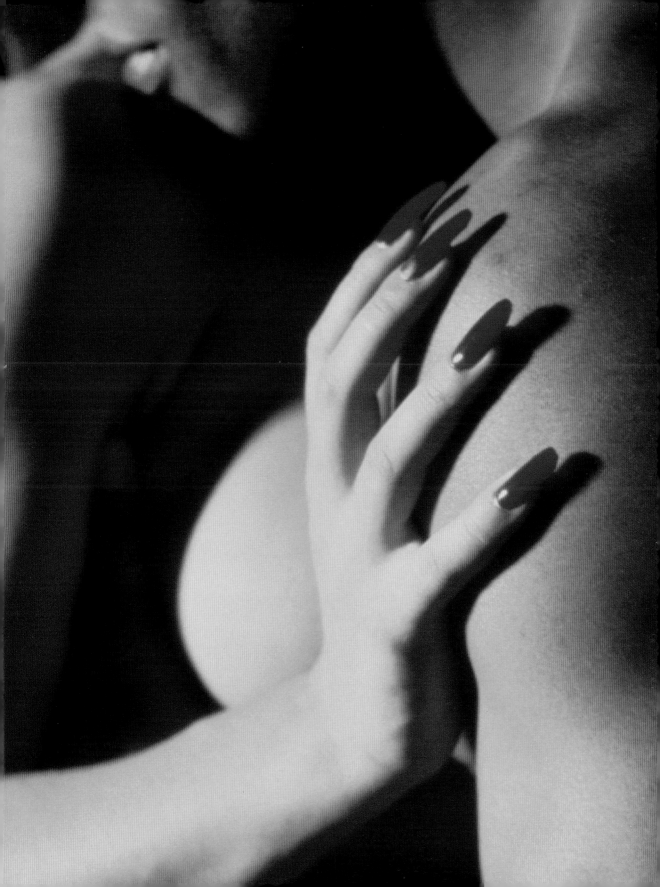

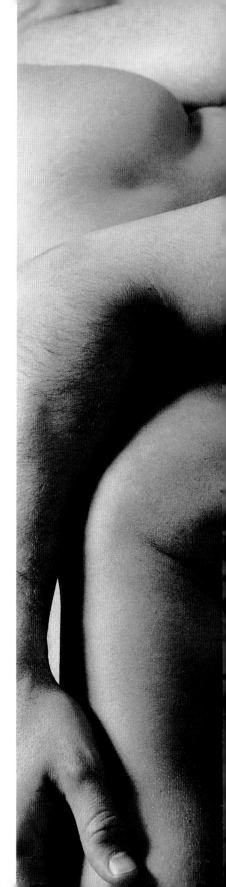

consejosemocionales

Cómo iniciar una conversación difícil

El hablar con tu pareja acerca de problemas sexuales o de incompatibilidades puede resultar una tarea difícil. Es importante que mantengas tu punto de vista, al tiempo que también te muestres sensible y considerado.

● Escoge un momento en que no habrán interrupciones.

● Siempre habla en primera persona. Dí: "Yo pienso..." o "Yo siento..." en vez de comenzar con una oración que diga "Tú". Lo primero da una sensación más personal, mientras que lo segundo puede sonar como acusación.

● No te sientas intimidado o relegado. Si tu pareja te dice: "Preferiría no hablar de esto", explícale que has alcanzado tal grado de inseguridad y angustia (por ejemplo) que sientes que es necesario hablar.

● La "técnica de goteo" es de gran ayuda cuando tu pareja se niega a dar respuestas directas a tus preguntas. Se trata de decir lo mismo de maneras distintas, hasta que sientas que has conseguido una respuesta. Por ejemplo, podrías decir, "Yo sé que esto es difícil, pero quizás podrías explicármelo un poco más", seguido de, "Necesito que me ayudes a analizar esto para poder comprender mejor." Continúa repitiendo una versión de tu declaración original, hasta que logres un buen resultado.

● Asegúrale a tu pareja que no criticarás o reaccionarás negativamente si te revela sus verdaderos sentimientos.

● Bríndale ánimos a tu pareja. Dile que tú le aprecias de tal manera que deseas realmente que la relación funcione. Y es ésta la razón por la que deseas hablar.

● Si él/ella explota, mantente firme y aguarda a que la ira se disipe.

¿Por qué mi novia parece estar feliz de yacer pasivamente durante nuestros encuentros sexuales, mientras que yo realizo todo el trabajo?

Algunas personas son flojas en la cama —habitualmente gozan que otras personas realicen todos los esfuerzos mientras ellos sólo cosechan los beneficios. Intenta adjudicar "días para ti" y "días para mí", en los cuales cada uno toma la responsablidad de las tareas sexuales. La inhibición es otra de las causas de la apatía sexual. Las personas que no logran relajarse durante el acto sexual necesitan algún tipo de ayuda para fortalecer su confianza. Puede resultar de gran ayuda el tomar un curso de entrenamiento en confianza personal. También sirve brindarles mucho ánimo en los momentos en que sí se muestran activos. Un poco de bebida alcohólica o un medicamento en contra de la ansiedad (sólo en los casos extremos) pueden obrar maravillas. Una tercera razón que explique la inercia de tu novia podría ser un deseo de controlar la situación. Siendo la parte pasiva de la pareja —la que siempre recibe en vez de dar— puede sentir poder. Si éste es el caso, ayuda a tu novia a descubrir otras maneras de sentir que es ella quien controla la situación.

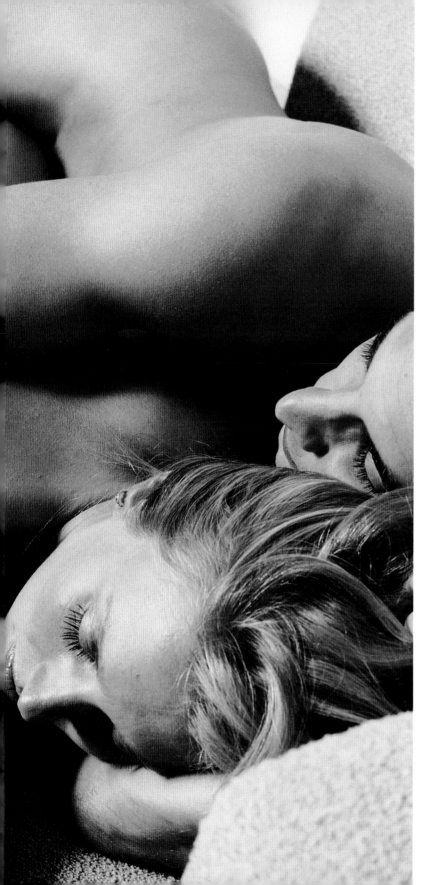

Mi novio alcanza el orgasmo demasiado rápido y no sabe cómo estimularme sexualmente. ¿Acaso existe alguna manera de mejorar las cosas?

La técnica del apretón (ver página 44) para la eyaculación prematura, puede ayudarte. Y, por supuesto, debes encontrar una manera diplomática para decirle que necesitas más tiempo y más estimulación durante sus encuentros sexuales. Otro ejercicio es el *sensate focus* (ver página 77). Puedes practicarlo por tu propia cuenta o bajo la guía de un terapeuta sexual.

Al despertarme, me siento demasiado somnoliento como para hacer el amor. El problema es que a mi novia le encanta el sexo mañanero. ¿Qué podemos hacer?

Podrías ceder bajo el argumento de que, aunque la mañana no es tu momento favorito para tener sexo, ocasionalmente podrían incurrir en episodios mañaneros. O podrías explicar tus sentimientos con calma, sin rencor, para ver si pueden llegar a un buen acuerdo.

No siento particular atracción por los juegos sadomasoquistas, pero mi pareja sí. ¿Hasta dónde debo permitirle que llegue?

Si al decir que "no sientes particular atracción" en realidad quieres decir que te disgustan los juegos sadomasoquistas, entonces probablemente debes decirle a tu compañero: "Lo siento, hay muchas cosas que me gusta compartir contigo en la cama, pero esto no." Si, por otro lado, quieres decir que realmente no te importa mucho de una u otra manera, entonces ¿por qué no complacer a tu compañero ocasionalmente? Quizá, como una especie de intercambio, él

consejos sexuales

Cómo acoplarse sexualmente

Las parejas que no logran acoplar sus cuerpos —una vagina muy grande con un pene pequeño o viceversa— pueden compensar los desajustes con posiciones específicas.

La mujer se pone en cuatro patas y el hombre la penetra desde atrás. Esto ayuda a que la mujer pueda sentirse penetrada profundamente, si es que el hombre posee un pene más pequeño de lo normal o si ella tiene una vagina muy amplia.

La mujer se acuesta sobre la espalda y sube sus rodillas hasta el pecho. El hombre la penetra desde arriba y ella coloca sus pies sobre los hombros de él. Ésta es una posición excelente para los hombres que tienen penes pequeños y las mujeres que tienen vaginas amplias.

La pareja se acuesta de costado, mirándose de frente. Ella coloca su pierna superior sobre la cadera de él, y es entonces que él la penetra. Esta posición es ideal cuando la mujer tiene una vagina pequeña, cuando el hombre tiene un pene grande o cuando existe una combinación de ambas cosas.

La mujer se acuesta sobre su espalda mientras el hombre la penetra desde arriba. Entonces ella aprieta sus piernas, una contra otra, para reducir el acceso a su vagina al tiempo que él la penetra. Esta posición es efectiva cuando el hombre posee un pene grande y la mujer tiene una vagina pequeña.

podría satisfacer algunas de tus propias fantasías. La vida siempre implica aceptar las diferencias de los demás y el sexo no es una excepción.

Mi pareja piensa que los aromas corporales son muy sensuales, y yo no puedo tener relaciones sexuales a menos que me duche primero. ¿Quién tiene razón?

A menos que estos aromas corporales sean muy fuertes o desgradables, yo diría que probablemente necesitas relajarte un poco. Los olores son en verdad una parte del sexo —no sólo son inevitables, sino que son parte del proceso de excitación sexual. Como animales humanos que somos, estamos diseñados para reaccionar a estimulantes químicos, y los olores son uno de estos estimulantes. El olor de los genitales masculinos y de los femeninos, así como las secreciones, pueden ser un afrodisíaco natural. Me parece que te sientes ligeramente inhibida respecto a tu propio cuerpo. Este tipo de inhibición puede derivar de ciertas actitudes de los padres o de reglas muy estrictas de higiene que te fueron impuestas de niña. O quizás alguien ha criticado tu higiene personal en el pasado. El correr a la regadera antes de hacer el amor puede destruir la espontaneidad en ti y en tu pareja. Si realmente lo deseas, puedes vencer tus inhibiciones al ir incrementando gradualmente la cantidad de tiempo que pasa entre un regaderazo y el próximo encuentro sexual. Por ejemplo, intenta tener relaciones una hora después de haberte duchado, y luego incrementa el tiempo en hasta dos y tres horas. Intenta llegar al punto en que te sientas cómoda incluso si te bañaste por última vez en la mañana o el día anterior. Si sientes que necesitas ayuda, podrías consultar a un terapeuta del comportamiento.

Me encanta el sexo salvaje, sucio y apasionado. Pero vivo con una compañera que piensa que el sexo debe ser romántico, tierno y lleno de amor. ¿Cómo podemos complacernos mutuamente en la cama?

Esta incompatibilidad significa que ambos van a tener que realizar varios cambios. Deberás reducir tu apetito por los encuentros salvajes y pedirle a tu pareja que acepte tener relaciones sexuales, si bien amorosas, no necesariamente dulces y tiernas. Por supuesto, esta solución implica llegar a un convenio mutuo.

Intenta también hacer un acuerdo sexual (ver página 15) —en él, tú aceptas que en ciertos días específicos tú o tu pareja pueden escoger qué tipo de sexo desean tener y, así, tomar la iniciativa de acuerdo con lo que escogieron. Puedes combinar esto con una técnica de "dar para recibir", por medio de la cual tú le haces a tu pareja ciertas cosas que tú quisieras que ella, a su vez, también te hiciera a ti. Si tu pareja padece ciertos complejos sexuales, podrías sugerir el programa para reducir inhibiciones, que se encuentra en la página 16.

Mi pareja no me permite que lo vea desnudo. ¿Qué puedo hacer?

Sugiérele un masaje sensual. Si se siente incómodo de tener que quitarse toda la ropa, permite que se deje puesta alguna prenda. Comienza por darle un masaje en la cabeza y desciende lentamente a lo largo de su cuerpo, pidiéndole que se despoje de las demás prendas al tiempo que lo masajeas. Mientras más relajado se sienta, es más seguro que acceda a quitarse la ropa. Después de varias sesiones de masaje, es posible que él se sienta mucho más en confianza para mostrarse desnudo ante ti y, esperemos, quizá se dé cuenta de que la ropa, en realidad, estorba cuando se trata de brindar una experiencia sensual al cuerpo entero.

uncaso

"A mí siempre me ha gustado hablar mientras hacemos el amor, pero mi pareja quiere que ya no hable más."

Connie, 37 años

Cuando tuve mi primera relación amorosa, mi novio y yo hablábamos continuamente mientras hacíamos el amor —era parte de la forma en que hacíamos el amor y era fabulosamente erótico. Como resultado, siempre me ha gustado hablar cuando hago el amor. Yo pensaba que a mi compañero actual, Roy, también le gustaba, pero ahora se muestra irritado cuando hablo y quiere que ya deje de hablar durante nuestros encuentros sexuales. He intentado mantener silencio, pero esto me hace sentir amordazada. No puedo excitarme adecuadamente y me he enojado muchísimo con Roy por esto.

Roy, 43 años

Si yo pensara que Connie está hablando conmigo en la cama, no habría el menor problema. Pero me he dado cuenta, a medida que ha pasado el tiempo, de que no habla conmigo sino que más bien habla sin importar a quién. Esto me hace sentir insignificante y se lo he dicho. Jamás pensé que se volvería silenciosa y ya no sé qué hacer para que las cosas mejoren.

Anne responde:

❝ *Los sentimientos de ambos han sido heridos y es urgente que esta situación se resuelva. Ya que Connie es la 'víctima', debe ser Roy quien inicie el proceso de transformación. Roy necesita demostrarle a Connie que la ama y que la apoya, y Connie necesita demostrarle a Roy que sus charlas sexuales son dirigidas a él exclusivamente y no a un amante genérico. Ambos deberán discutir qué es lo que les gusta y qué no les gusta en la cama. También les recomendaría ejercicios sensate focus (ver página 77) para obtener una mayor conexión sexual.* ❞

El estrés y el aburrimiento

Ambos tenemos empleos muy demandantes e, incluso cuando tenemos tiempo para el sexo, no sentimos la menor pasión. ¿Qué podemos hacer?

Si su relación es sana en los demás sentidos, es probable que la tensión de la vida laboral de ambos se esté volcando hacia su vida personal. El cuerpo responde a la tensión produciendo hormonas, tales como la adrenalina y el cortisol. Siempre y cuando estos brotes sean ocasionales y de corta duración, los seres humanos no sufrimos ningún tipo de consecuencia duradera. Es cuando los niveles de adrenalina y de cortisol se encuentran perpetuamente elevados que podemos comenzar a notar problemas tales como irritabilidad, cambios de humor, agresión,

fatiga y una falta de concentración. Y generalmente intentamos deshacernos de esos síntomas con el uso indiscriminado de cigarrillos, alcohol y dulces.

Desafortunadamente, estas sustancias tóxicas únicamente le procuran una tensión aún mayor a nuestro cuerpo. Un resultado de este círculo vicioso es que el sexo y las relaciones personales son relegadas al olvido. La solución es combatir las causas, en vez de luchar contra los síntomas de la tensión. Pregúntense seriamente si vale la pena conservar un empleo que les procura una vida tan insatisfactoria. Algunas personas se vuelven adictas a la tensión, aun cuando no derivan ningún placer de ella. Lean el recuadro de la página 46.

Mi novio, que tiene 25 años, siempre está demasiado cansado para hacer el amor, de mal humor o deprimido. Dice que su trabajo le produce un exceso de tensión. ¿Debo creerle?

Suena como que tu novio está padeciendo los típicos síntomas del agotamiento total. Los signos claros de un agotamiento total incluyen la depresión, el letargo, la apatía, la irritabilidad, la carencia de deseo sexual e infecciones frecuentes, como catarro (debido a que la inmunidad natural del cuerpo está dañada). Intenta mostrarte comprensiva y trata de que reduzca su tensión. Si tu novio padece de depresión o de dificultades eréctiles, sugiérele que visite a un médico.

Mi compañera se pasa todo el tiempo cuidando de nuestros dos pequeños hijos y atendiendo a su madre enferma. Como resultado, no tiene tiempo para el sexo, para el romance o para la intimidad de pareja. ¿Qué puedo hacer para cambiar esto?

Tu pareja probablemente se encuentra en un estado de enorme tensión. La mejor solución para este caso sería que encontraras a alguien que la ayudara en estas tareas. Quizás tú mismo podrías ofrecerle mayor ayuda en las labores domésticas, apoyarla con ayuda adicional en el cuidado de los niños o, en ocasiones, sustituirla en el cuidado de su madre. También es importante encontrar una manera de nutrir su relación como pareja.
Busca el tiempo para que ambos puedan pasar momentos compartidos y planea con antelación una noche fuera de casa.

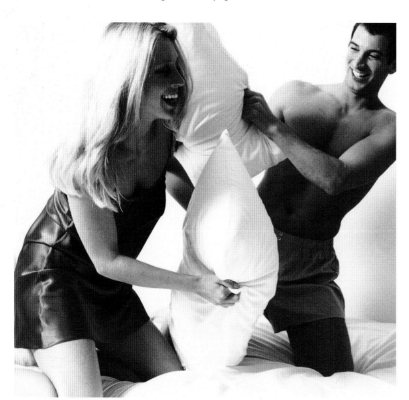

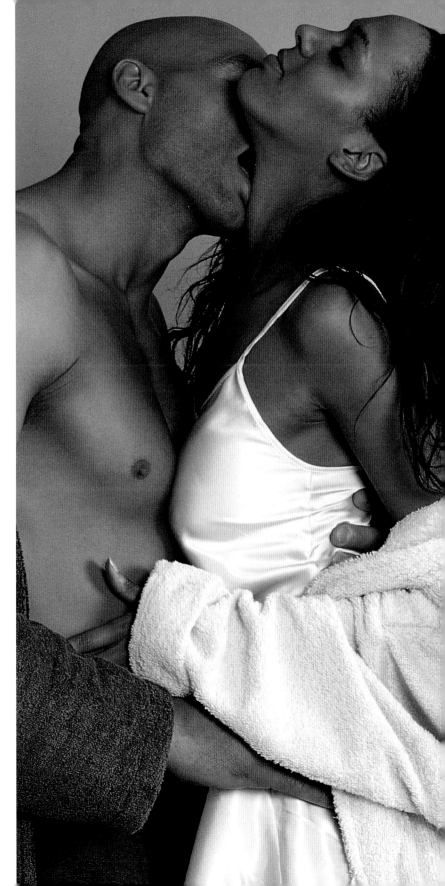

Me aburre nuestra vida sexual. Parecería que hemos hecho el amor con la misma vieja rutina durante demasiados años. ¿Qué pasa?

Los estudiosos de la sexualidad han observado que las parejas que llevan muchos años juntos pueden continuar teniendo relaciones sexuales de la misma manera durante 20 años o más. Al principio, las parejas generalmente pasan por una etapa de experimentación en la cual prueban muchas maneras de hacer el amor, luego tienden a apegarse a la misma rutina por la simple razón de que les sienta bien. Los problemas comienzan a surgir años después, cuando el sexo les comienza a aburrir. El reto dentro de las relaciones duraderas es inyectar un poco de variedad en su vida amorosa. Intenten algunas de las sugerencias que se encuentran en el Capítulo 5.

Hemos puesto mucho empeño en nuestra vida sexual, pero tal parece que la chispa ha desaparecido. Aún nos amamos, pero ¿será posible que nuestro matrimonio sobreviva esta crisis?

De acuerdo con el psicólogo Robert Sternberg, existen tres elementos fundamentales en las relaciones amorosas: la intimidad, la pasión y el compromiso. En la relación ideal, cada uno de estos elementos se encuentra presente en igual proporción. Sin embargo, las relaciones no son perfectas y muchas sobreviven cuando falta uno de estos elementos. En el caso de ustedes, la pasión es el elemento que falta. Si tienen la suficiente intimidad y si existe un verdadero compromiso del uno con el otro, compensarán la falta de pasión. Esto no significa que deban dejar de hacer el amor completamente.

La infidelidad

Sospecho que mi pareja está teniendo un romance extramarital. ¿Cómo puedo descubrir si es cierto?

La única manera de saberlo con certeza es solicitándole que te confiese la verdad. Pero aquí te ofrezco algunas claves indicatorias. Toma en cuenta que ninguna constituye una prueba incriminatoria y que todas pueden tener diversas explicaciones:

• Un nuevo sentido de distancia entre tu compañero y tú.

• Cambios súbitos e inusuales en el comportamiento íntimo o sexual.

• Regalos que no corresponden a sus costumbres.

• Tu pareja pasa más tiempo fuera, ya sea tomando unos tragos con amigos o con clientes de trabajo.

• Tu pareja realiza o recibe llamadas

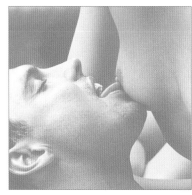

telefónicas en otro cuarto.

• Recibes llamadas telefónicas en las que la persona que llama cuelga al escuchar tu voz.

• Tu pareja pasa mucho tiempo escribiendo correos electrónicos en privado.

Mi novia sufre de celos patológicos; piensa que estoy coqueteando o que soy infiel; nada de esto es cierto. ¿Cómo puedo convencerla?

Este comportamiento preocupante sugiere que tu chica está proyectando todos sus sentimientos de inseguridad y de dudas sobre ti. Estas inseguridades, a menos de que le hayas sido infiel en el pasado, provienen de una época anterior a su relación contigo. La historia personal de tu novia probablemente le ha enseñado a desconfiar de la intimidad o de asociarla con la traición. Es posible que, en el pasado, haya sido traicionada por sus padres, por las personas que cuidaban de ella o por amantes anteriores. Esto significa que ahora, cuando adquiere un cierto grado de intimidad en una relación, se siente muy vulnerable y, por lo mismo, agrede y acusa, que es la forma que ella ha encontrado para defenderse. Es sumamente importante que evites 'colaborar' con los celos de tu novia. Cuando te acuse de mantener una relación con otra, no intentes negarlo, pues esto sólo alimentará sus fantasías. Mejor, anímala a que hable de sí misma —acerca de sus sentimientos de inseguridad y de infelicidad. Si es posible, sugiérele que ambos conversen acerca de esta situación en un terreno imparcial, como puede ser el que brinda la terapia de pareja.

En el maletín de mi esposo encontré una revista en la que se anuncian toda clase de personas que desean tener relaciones sexuales y amorosas. Algunos de los anuncios estaban rodeados de un círculo hecho a lápiz. ¿Acaso esto

consejosemocionales

Cómo atravesar la tormenta de la infidelidad

Si has descubierto que tu pareja está teniendo una relación extramarital, seguramente tus emociones se encuentran muy exaltadas. Permite que pase un poco de tiempo, para no actuar irreflexivamente y tomar decisiones irreversibles.

• Mantén vivo el contacto entre ustedes dos. Hablen.

• Toma en cuenta que deberán analizar su relación a fondo, si es que realmente deseas que ambos continúen unidos. Esto podría implicar que reciban el apoyo de un consejero matrimonial.

• Intenta mantener tu objetividad, incluso en los momentos más difíciles.

• Siempre que te sea posible, intenta mantener la calma. Trata de mantener en privado tu sufrimiento.

• Crea áreas de estabilidad en tu vida, para que puedas seguir adelante. Habla con tus amigos.

• Evita que la misma conversación se repita interminablemente.

• Acepta el hecho de que, a pesar de que fue sólo uno de ustedes quien inició ese romance extramarital, ambos necesitan recuperarse de él; las semanas o meses por venir serán dolorosos.

significa que mi marido me es infiel?

Esto sugiere que él, por lo menos, está pensando o teniendo fantasías en estos términos. Evidentemente, estás poniendo en duda la confianza que has depositado en él, porque, de otra manera, jamás le habrías revisado su maletín. Si deseas combatir este problema, sugiero que pongas tu relación completa en tela de juicio, examínala, en vez de simplemente confrontar a tu esposo con esa evidencia, que has obtenido de manera tan torpe. Comienza por decirle que te sientes muy alejada de él y pregúntale si se siente igualmente alejado de ti.

Estoy a punto de tener un amorío, pero no estoy seguro si voy a cometer una equivocación o no. ¿Cómo puedo tomar una decisión al respecto?

Los amoríos pueden tener consecuencias tremendas y, en algunas ocasiones, resultados catastróficos, así que sería bueno que te tomaras el tiempo suficiente para reflexionar sobre

tus opciones. Intenta imaginar cuál sería el peor resultado de un amorío y trata de imaginar cómo podrías hacerle frente. También analiza cuáles son las razones que te inducen a mantener un amorío, si acaso se relacionan con problemas con tu pareja y si serías capaz de intentar, primero, solucionar dichos problemas. Y si no puedes solucionar las diferencias con tu pareja fundamental, entonces ¿por qué te mantienes a su lado? Desafortunadamente, sólo en

retrospectiva podrás saber si fue una equivocación o no el haber iniciado un amorío extramarital —pero entonces, por supuesto, será demasiado tarde.

Tuve una relación sexual de una sola noche, que no ha significado nada para mí. Estoy segura de que mi pareja nunca se enterará. ¿Tiene algo de malo mantener este episodio en secreto?

Hay momentos en que es absolutamente necesario guardar secretos. También se

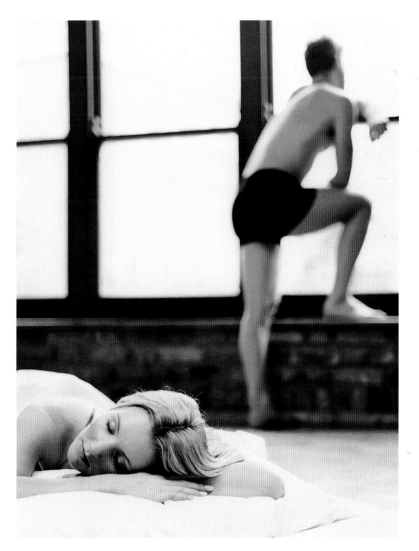

¿Qué significa si...

sigo teniendo fantasías acerca de entablar una relación extramatrimonial?

• Tienes hambre de amor, afecto y/o sexo.

• Tienes una vida fantasiosa muy activa y que ésta es una de tus fantasías habituales.

• Te inhibe expresar sentimientos apasionados en la relación que sostienes actualmente.

• Necesitas centrar tu energía creativa y un amorío es un símbolo que representa esto adecuadamente.

comprende que todos deseamos un cierto grado de intimidad. Si estás totalmente seguro de que tu pareja jamás se enterará de dicho episodio, sería conveniente que no se lo contaras. Pero, ¿cómo puedes estar tan seguro? Un amorío implica que, además de ti, existe por lo menos otra persona que está enterada del asunto. ¿Qué te hace pensar que esa persona no se lo contará a otras y que ellas, a su vez, podrían contarles lo mismo a otras personas? También, supón que sientes cierta culpabilidad y que este sentimiento comienza a crear tensión en tu relación. Sería sabio de tu parte sopesar cuidadosamente tus distintas opciones.

Actualmente estoy manteniendo un amorío extramarital y no puedo decidir cuál de las dos

Dato sexual

Las investigaciones demuestran que casi 50% de los hombres y mujeres experimentan el adulterio por lo menos una vez en la vida. Sin embargo, la mayor parte de las parejas ya no consideran que una sóla aventura pueda ser causa de divorcio.

relaciones debe llegar a su fin. ¿Acaso es posible amar a dos personas al mismo tiempo?
Sí, definitivamente sí es posible y esto mismo es lo que dificulta, en extremo, el tipo de decisión que actualmente estás contemplando tomar. Una manera de lidiar con esta situación es darte tiempo para que tus sentimientos puedan cristalizarse. Si estás escogiendo entre

una relación duradera, en la que aún amas a tu pareja, y un nuevo amor, lleno de energía sexual, yo te recuerdo que el romance y la pasión tienden a perder fuerza y a veces a desmoronarse después de tan sólo seis meses. Por esta razón, vale la pena examinar tu nueva relación en términos de una perspectiva a largo plazo. Intenta imaginar dónde y con quién te gustaría estar dentro de cinco años.

Yo siempre dije que abandonaría a mi marido si él tuviera un romance con otra. Acaba de suceder y, ahora, no sé qué hacer. Me dice que no quiere que me vaya, pero yo estoy muy enojada y molesta. ¿Qué puedo hacer?
Es muy probable que te sientas insegura, dudosa e inestable porque no sabes qué sucederá. Tu enojo indica la fuerza del sentimiento que te une a tu esposo. Sería sabio de tu parte pensar muy bien el asunto antes de abandonar el hogar. Algunas parejas pueden aprender algo a partir de una relación extramarital y luego seguir adelante, mejorando su relación. Por supuesto, ésta es una experiencia dolorosa, pero, por lo general, no se puede alcanzar una transformación sin cierto dolor. No seas inflexible: es de sabios cambiar de opinión.

Intenta consultar a un consejero matrimonial, te ayudará a ventilar tu ira, gritar y llorar.

Mi novia se ha estado acostando con otro hombre y me siento destruido. ¿Cómo puedo permitir que ella se acerque a mí nuevamente?
Estás pasando por los que se consideran sentimientos "apropiados" en el caso de alguien que ha recibido una gran desilusión, que ha sido traicionado. Te

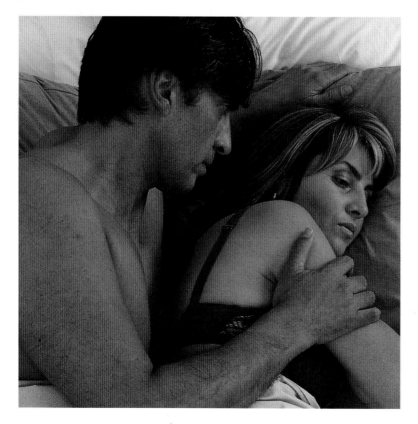

encuentras en estado de shock, muy molesto y enojado —y es normal que te sientas así. Pero, por el momento, sólo puedes ver las cosas desde tu punto de vista. Es impensable que actualmente puedas tener cierta intimidad con tu pareja, pero es posible que tus sentimientos cambien con el tiempo. Si pudieras decirle a tu novia lo que estás sintiendo y si ella pudiera demostrarte que te comprende, es posible que la relación entre ambos aún tenga posibilidad de prosperar.

¿Cómo puedo aprender a amar a mi pareja? Él me ha sido infiel.

Si tu pareja te ha dicho que ahora se siente dispuesto a hacer todo lo posible por compartir el futuro contigo, es necesario que te esfuerces en incrementar tu nivel de confianza hacia él, lentamente, durante un cierto periodo. Antes que nada, es importante que sepas por qué te fue infiel, y es necesario que comprendas que las cosas han cambiado. También es necesario que tú y tu pareja continúen hablando de manera muy honesta y abierta, o acudan con un consejero matrimonial.

¿Cómo es posible que la relación con mi novia haya mejorado ahora que he iniciado un amorío con otra?

El amorío que sostienes con la otra mujer te proporciona un alto estado de excitación, de erotismo, y ha incrementado tu deseo sexual y tu sentido del peligro; esto se está volcando hacia la relación que mantienes con tu novia.

Otra explicación podría ser que, de manera consciente, estás haciendo un gran esfuerzo por mejorar la relación sexual con tu novia debido a que te sientes culpable de tener un amorío.

un caso

"Yo continué viendo a ambos hombres."

Janet, 42 años

Me casé con Laurence a los 17 años y a los 27 me enamoré de Rob; no me sorprendió. Mi vida sexual con Laurence nunca me gustó mucho, pero con Rob mi vida sexual era fantástica. Nunca tuve la intención de dejar a Laurence. Él era parte de mí y tenemos tres hijos. Continué viendo a ambos y uno sabía de la existencia del otro. Tras de siete años de relación, Rob terminó conmigo; se dio cuenta de que nunca me iría a vivir con él. A esas alturas, Laurence pasaba la mayor parte del tiempo en nuestra casa de campo. Pero seguimos casados y continúo amándolo.

Laurence, 48 años

Sobrevivir al romance que Janet sostuvo con Robert fue una experiencia dolorosa y no se la desearía ni a mi peor enemigo. Sublimé muchos de mis sentimientos a través de deportes competitivos y yo mismo tuve un amorío (terminó cuando se hizo claro que nunca dejaría a Janet). Ahora que hemos madurado, Janet y yo nos sentimos más arraigados. Somos amigos cariñosos, y aún tenemos relaciones sexuales ocasionales. Janet se ha comprometido a vivir la vejez a mi lado, y eso significa mucho para mí.

Anne responde:

" Este tipo de relación no sería el ideal de matrimonio para muchas personas, pero la relación entre Janet y Laurence ha sido lo suficientemente fuerte como para resistir muchos embates —y se ha vuelto aún más fuerte. Al final de cuentas, la relación valía la pena y el compromiso profundo que Laurence contrajo con la idea de ser un buen compañero ayudó a preservar la relación. "

Dilemas sexuales

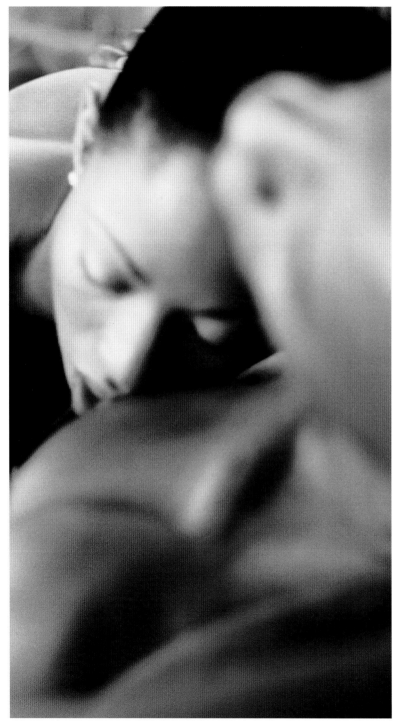

Le he mentido a mi pareja respecto a mi historial sexual, (nunca admití que hubiese sido tan intenso.) ¿Qué debo hacer?

Si piensas pasar el resto de tu vida con esta persona, entonces quizás sea aconsejable que le cuentes todo, de manera que no te veas obligada a enfrentar una vida llena de culpabilidades y remordimientos (sólo tú puedes saber qué tan culpable te sientes). Tu decisión también puede basarse en la posibilidad de que tu pareja eventualmente llegue a enterarse de tu pasado sexual, pero también corres el riesgo de que te juzgue con mucha severidad.

Si finalmente optas por la sinceridad, toma en cuenta que son muy pocas las personas que responden positivamente cuando se hacen revelaciones sobre mentiras pasadas. Explica por qué quisiste encubrir tu pasado y prepárate para presenciar la ira de tu pareja.

He estado sosteniendo sexo virtual por Internet. He mantenido esto en secreto, incluso ante mi novia. El problema es que la chica quiere conocerme personalmente. ¿Qué debo hacer?

Las reglas de etiqueta que operan entre extraños no funcionan de la misma manera en la sesiones de chateo. Al comunicarse por Internet, la gente siente pocas inhibiciones. Si aceptas encontrarte personalmente con tu amiga electrónica, debes tener claridad acerca de cuáles son tus motivos, los que probablemente sólo tienen que ver con el sexo. Esto estaría muy bien si no fuera por un pequeño detalle: ya tienes novia. Debes analizar tu relación actual y decidir qué tan importante es para ti.

Mi esposa se pasa horas enteras en línea en la computadora; sospecho que está teniendo un romance por Internet. Dice que se está divirtiendo y que no pasará nada. ¿Estoy equivocado en sentirme inquieto y molesto?

No, no estás mal. Las relaciones por Internet pueden convertirse, y de hecho se convierten, en relaciones sexuales (el sexo dentro de este contexto consiste en un intercambio de mensajes explícitos acompañados de masturbación). Muchas personas que se conocen en línea y que practican el sexo virtual sienten que su relación es tan real e intensa como una relación convencional y, debido a esto, pueden sentirse impulsados a conocerse personalmente. Algunas parejas se han separado o divorciado como resultado de esto mismo. Por otro lado, muchas relaciones sexuales virtuales son casuales y duran sólo una sesión o, como máximo, unos cuantos días o semanas. Tu esposa necesita comprender que, al separarse de ti, ella está ahogando el crecimiento emocional y la comunicación que una buena relación requiere. También necesita comprender que el sexo virtual y la coquetería pueden dañar seriamente su relación contigo. Por tu parte, intenta darle gusto en cuanto a la necesidad que tiene de experimentar emociones fuertes y excitación. Si el interés que tu esposa tiene por los chateos en Internet es signo de un malestar más profundo en la relación, sería bueno que fueran a consultar a un terapeuta matrimonial.

Dejamos de tener relaciones sexuales y hace poco mi pareja me sugirió que acudiéramos a un especialista en terapia sexual. El problema es que yo pienso que en realidad deseo acabar con esta relación. ¿Debería yo intentar, como último recurso, acudir al terapeuta, o mejor dar por terminada la relación?

Si intentaras acudir a una terapia sexual, por lo menos sentirías que hiciste el esfuerzo por salvar la relación. Si, a pesar de haber iniciado la terapia, aún decides dar por terminada la relación, podrías servirte de las sesiones con el terapeuta para plantear y discutir tu decisión. Tu pareja necesitará hablar de esta situación tan dramática, porque, a pesar de que tú tomaste una determinación, ella no tiene la menor idea de lo que está pasando. También existe la posibilidad de que puedas sacar provecho de la terapia sexual y cambies de parecer. Vale la pena intentar la terapia como último recurso.

Mi esposo y yo ya no hacemos el amor y ni siquiera conversamos apropiadamente. Yo deseo acudir a terapia matrimonial, pero sé que él nunca estaría de acuerdo. ¿Debo ir por mi propia cuenta? A él le resulta difícil hablar de los problemas emocionales que nos aquejan.

Es muy común que las mujeres deseen acudir a una terapia matrimonial, así como que los hombres se nieguen rotundamente a hablar con alguien más acerca de sus problemas maritales. Lo que también es muy común es que, una vez que la mujer acude a las terapias por su propia cuenta, el hombre comienza a sentir curiosidad y a mostrar interés. Si, tras de un par de sesiones, le dices a tu marido que el terapeuta tiene interés en escuchar su versión de la historia, posiblemente te sorprendas al ver que está dispuesto a hablar.

Mi novio es un amante fantástico, pero como pareja deja mucho qué desear. Si no fuera por nuestra vida sexual, yo lo dejaría. Pero siento pavor de que jamás tendré relaciones sexuales tan estupendas si lo dejo. ¿Qué debo hacer?

El sexo es tan sólo una parte de una relación a largo plazo —que es extremadamente importante durante los primeros años, pero que toma un lugar menos preponderante a medida que pasa el tiempo. Yo pienso que su relación está llegando a ese punto. Si tu novio no te valora o si se muestra abusivo o agresivo contigo, lo más probable es que tengas que dejarlo para reconstruir tu autoestima. Hay una excelente novela inglesa, *Falling*, escrita

consejosemocionales

Cómo resolver un dilema

- Comienza por tener claro cuáles son tus diversas alternativas. ¿Existe una tercera (o cuarta) opción que aún no has considerado?
- Mantén la claridad respecto a las consecuencias que tendrán cada una de las opciones que pudieras tomar.

- Platica tus asuntos con una tercera persona que sepa mantener su objetividad.
- Una vez que hayas decidido qué camino tomar, asume tu compromiso: no te eches para atrás ni te muestres dudoso.

por Elizabeth Jane Howard, que ilustra claramente el tipo de explotación que puede darse con tal de mantener una buena relación sexual. Tu relación seguramente no es tan aterradora o dramática como la que se describe en el libro, pero léelo de cualquier manera. Si te preocupa la posibilidad de añorar tus relaciones sexuales con él, siéntete reconfortada por el hecho de que, depués de un tiempo, muchas mujeres experimentan lo que se llama el "síndrome de la bella durmiente" y, en realidad, no extrañan el sexo tanto como anticipaban.

Mi esposa trajo a casa una revista para lesbianas que ambos encontramos muy erótica. Ahora que ya sé cuánto la excitan las mujeres, estoy preocupado por su sexualidad. ¿Debería yo discutir este tema con ella?

Muchos de nosotros hacemos fantasías de cosas que nunca llegan a suceder. Queda claro que tu mujer gozó con imaginar escenas sexuales lésbicas o, por lo menos, así fue en esa ocasión. Esto no prueba nada. Habla con ella, pero primero acepta que generalmente existe una línea muy definida entre los

deseos fantasiosos y los deseos reales. Algunos homosexuales son capaces de sentirse excitados al imaginar personas heterosexuales en su cama, ¡pero ni así querrían una experiencia heterosexual como regalo navideño!

Descubrí que mi esposo escondía revistas pornográficas en su taller. Me siento muy alterada, especialmente porque no tenemos una vida sexual regular. ¿Debería yo hacer caso omiso de todo esto o debería confrontar a mi esposo?

Para algunos hombres, el mirar revistas pornográficas es una especie de entretenimiento sexual que no tiene ningún significado profundo. Pero cuando el entusiasmo por la pornografía se combina con una relación sexual deficiente, algo anda mal. La pornografía puede proporcionar un placer sexual que se encuentra libre de las exigencias y responsabilidades del sexo real. Habla con tu marido y si no puedes sobreponerte a este problema tú sola, busca el apoyo de un consejero sexual.

Yo necesito que se me humille sexualmente para excitarme. No sé si debo tocar este tema con mi novia. No quiero asustarla.

Si las ideas masoquistas no han aparecido en su relación, es necesario que te andes con mucha cautela. Cuando las personas desean algo exageradamente, en muchas ocasiones se convencen a sí mismas de que su pareja puede aceptar sus revelaciones. Y puede suceder que estén totalmente equivocados. Intenta algunos juegos sexuales que impliquen ataduras leves o nalgadas, y así podrás ver cómo responde tu novia a ese tipo de actos sexuales.

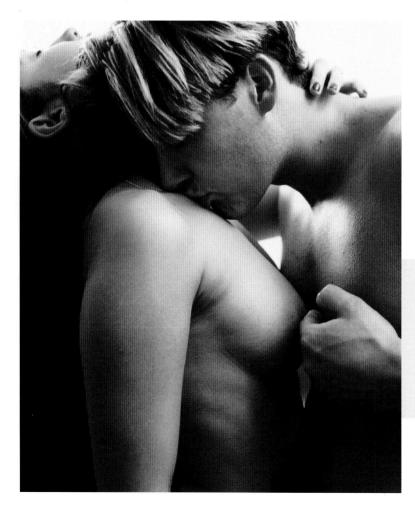

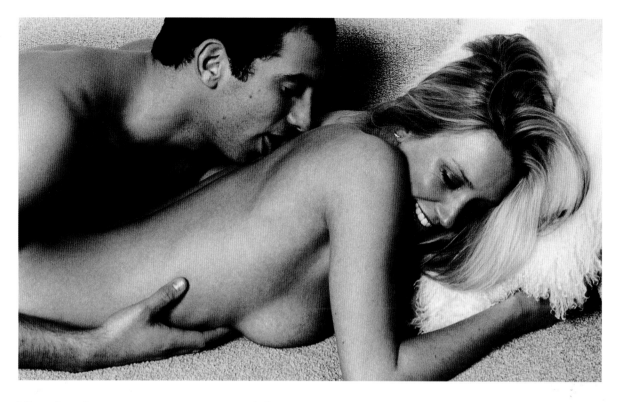

Mi novio quiere que me convierta en su esclava sexual. Me siento un tanto nerviosa al respecto. ¿Qué debo hacer?

Necesitas preguntarle a tu novio a qué se refiere exactamente. En el nivel más sencillo, quizá quiere decir que desea acostarse de espaldas mientras que tú realizas todos los actos sexuales que a él le encantan. Para la mayoría de la gente, ser un esclavo sexual implica interpretar ciertos roles sexuales y, definitivamente, no debe confundirse con el abuso sexual, con infligir dolor o con la mutilación. La gracia de interpretar distintos roles sexuales es explorar la dominación y la sumisión, siempre con base en una entrega voluntaria. Algunas personas encuentran que los sentimientos de poder o de vulnerabilidad durante un encuentro sexual pueden resultar sumamente eróticos. Si deseas conocer el famoso retrato ficticio de una esclava sexual, lee *La historia de O*, escrito por Pauline Reage. Si te gusta la idea, quizá accedas a este juego, siempre y cuando se entienda que existen garantías que te brindan seguridad (ver la página 122). Si no, no tengas la menor duda en decir que este tipo de actividades no son para ti.

Soy una mujer de 42 años y quiero tener una relación sexual con un hombre de 22 años. ¿Realmente importa la edad?

Si a ninguno de ustedes le importa esta diferencia, entonces no debe existir problema alguno. Ambos pueden aprender sexualmente, y procurarse mucho placer durante ese tiempo de aprendizaje. Pero, existen algunas dificultades. Si su relación llega a ser duradera, ¿cómo lograrán resolver las diferencias que implica el vivir distintas etapas vitales? El tipo de vida que tú deseas a tus 40 años puede ser muy distinta de lo que tu pareja necesita a sus 20 años. ¿Qué tan dispuestos estarían ambos a mediar dichas diferencias?

¿compatibles?

Se conocen, se enamoran e inician una relación pero, ¿cuán compatibles son en la cama? ¿Existen grandes diferencias en sus estilos sexuales?

¿La intensidad del deseo sexual que tú y tu pareja sienten es:

☐ **A** Más o menos igual.

☐ **B** Algo distinta, pero no es un problema.

☐ **C** Existe un desequilibrio que podría ocasionar problemas.

Si tu pareja quiere sexo anal, tú:

☐ **A** Piensas que es una gran idea y lo pruebas.

☐ **B** Estás dispuesta a probarlo.

☐ **C** Le dices que no.

Tu pareja sugiere que se disfracen e interpreten distintos papeles sexuales. Tú:

☐ **A** Te disfrazas y planeas distintas escenas excitantes.

☐ **B** Aceptas interpretar algunos papeles, sin disfrazarte.

☐ **C** Piensas que es una idea espantosa, prefieres ser tú mismo/a.

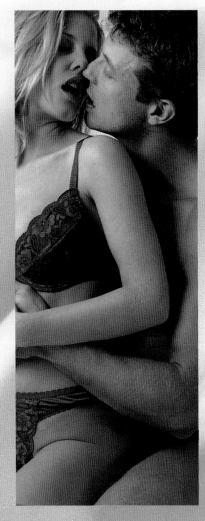

Tu pareja dice obscenidades al hacer el amor. A ti:

☐ **A** Te encanta y le hablas en los mismos términos.

☐ **B** Te divierte un poco.

☐ **C** Te avergüenza.

Tu posición sexual favorita es:

☐ **A** La misma de tu pareja?

☐ **B** Diferente, pero también le gusta.

☐ **C** Diferente y tu pareja intenta evitarla.

Cuando de sexo oral se trata, tu pareja:

☐ **A** Te da todo lo que necesitas.

☐ **B** Te complace de vez en cuando, pero te gustaría que te complaciera más.

☐ **C** Necesita que animes.

La cantidad de juegos preliminares que tu pareja disfruta:

☐ **A** Coincide con tus necesidades —cuando llega el momento, mueres por hacer el amor.

☐ **B** Es algo distinta a tus necesidades, pero la diferencia es manejable.

☐ **C** Es distinta a tus necesidades. Uno está más excitado que el otro.

Cuando tu pareja te está masturbando, tú:

☐ **A** Te acuestas cómodamente y gozas la deliciosa sensación.

☐ **B** Lo gozas, pero de vez en cuando guías su mano.

☐ **C** Pones tu mano sobre la mano de tu pareja, para asegurarte de que lo haga bien.

Cuando se trata de controlar la acción en la cama:

☐ **A** Colaboran según se sientan.

☐ **B** ¿Las cosas son un tanto parciales, pero está bien.

☐ **C** La situación es tan dispareja que el sexo te procura poco placer.

Los orgasmos que alcanzas con tu pareja son:

☐ **A** Fantásticos, siempre llegas.

☐ **B** Por lo general muy buenos.

☐ **C** Buenos, si acaso logras uno.

Si deseas hacer el amor de pie, tu pareja:

☐ **A** Te prensa contra el muro, embriagado de pasión.

☐ **B** Dice que lo intentará.

☐ **C** Sugiere otra posición que sea más de su agrado.

Te gusta tener relaciones:

☐ **A** A cualquier hora.

☐ **B** No siempre a la misma hora en que lo desea tu pareja.

☐ **C** A distintas horas que tu pareja.

Las posiciones sexuales que les gustan son:

☐ **A** Muchas y muy variadas.

☐ **B** Predecibles pero buenas.

☐ **C** Predecibles y aburridas.

Cuando se trata de hablar sobre su vida sexual:

☐ **A** Encuentras que es fácil hablar de ello con tu pareja.

☐ **B** Hablas sólo cuando surge un problema.

☐ **C** Encuentras que es difícil hablar de ello con tu pareja.

RESPUESTAS

¡Una mayoría de respuestas A significa que se trata de un acoplamiento perfecto! Tú y tu pareja funcionan bien juntos y les parece adecuado hablar de sexo y probar cosas novedosas. Es una relación balanceada, con una gran variedad sexual y un deseo de prestar atención a las necesidades sexuales del otro. Ambos tienen gran seguridad, pueden comunicarse entre sí, conocen bien el cuerpo de su pareja y harán lo posible para que el sexo sea satisfactorio.

Una mayoría de respuestas B significa que ambos están bien juntos y que gozan de una satisfactoria vida sexual. Están dispuestos a enfrentar nuevos retos y les importan las necesidades sexuales del otro. Sin embargo, hablar más de los deseos sexuales y pasar más tiempo juntos hará que se intensifiquen sus actividades sexuales.

Una mayoría de respuestas C implica que esta relación tiene potencial, pero necesitan conversar acerca del sexo y descubrir qué es lo que cada uno busca al hacer el amor. Si la relación aún se encuentra en sus estadios iniciales, no hay razón para que no colaboren en desarrollar una vida sexual más satisfactoria. Es posible que las inhibiciones a veces tiendan a obstaculizar el pleno desarrollo sexual. Tómense un poco de tiempo para hablar de sus necesidades y angustias. Puede requerir cierto tiempo descubrir qué funciona para ambos.

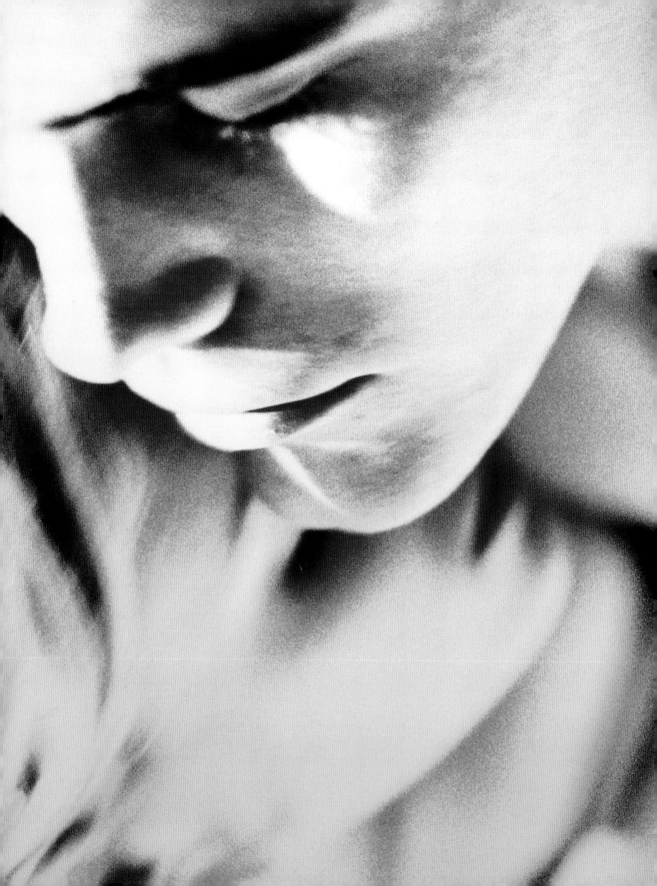

preguntas de hombres

En general, se piensa que los hombres deben ser seguros y experimentados en cuanto al sexo, pero no se les anima a que expresen sus dudas. Las siguientes preguntas y respuestas cubren todos los aspectos de la sexualidad masculina.

Autoestima sexual

Mi físico no atrae a las mujeres. Una mujer incluso llegó a decirme que mi físico apaga cualquier pasión. ¿Cómo puedo incrementar mi atractivo sexual?

El atractivo sexual es una de las cosas más difíciles de definir y, ya que deriva de un juicio tan subjetivo y personal, no es algo que pueda manipularse fácilmente. Que una mujer no te encuentre atractivo sexualmente, no significa que otras sentirán lo mismo. En vez de centrar tu atención en cosas que no puedes cambiar, enfoca tus esfuerzos en aspectos que sí se pueden transformar. Báñate regularmente para que siempre huelas bien, usa ropa que te haga sentir seguro de ti mismo, y cuida de tu cuerpo. Cultiva tu sentido del humor; las mujeres lo aprecian mucho.

Estoy pasado de peso y no puedo siquiera imaginar que una mujer sintiese algo por mí. ¿Debería abandonar completamente la idea de tener una vida sexual?

La única dificultad se encuentra en tu mente. Si tienes suficiente confianza en ti mismo, todo tipo de personas te encontrarán atractivo, sin importar cuál sea tu apariencia física. Siéntete más confiado al pensar que una mujer estará igualmente preocupada de causar una buena impresión en ti. Si tu peso continúa siendo un problema insuperable, solicita los servicios de un médico pero, créeme que tu apariencia probablemente no será un problema para entablar relaciones. Algunas mujeres adoran a los gorditos.

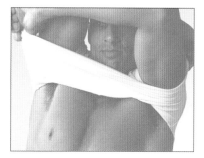

En poco tiempo cumpliré los 30 años y pronto me quedaré calvo. No puedo imaginar que una mujer pueda sentir atracción por mí. ¿Hay algo que pueda hacer?

Las mujeres no suelen hacer citas con cabelleras abundantes sino con seres humanos. No existe evidencia de que las mujeres se nieguen a salir con hombres calvos. Tu pérdida de cabello sólo prueba que eres un hombre normal, viril, que tiene los niveles adecuados de hormonas sexuales circulando por su cuerpo (la testosterona detona la calvicie, siguiendo un mapa genético). Quizá te sientas inseguro porque has dependido demasiado de tu apariencia en el pasado; si éste es el caso, intenta desarrollar tu capacidad de comunicarte con otros, en vez de centrar tu atención en el cabello.

El pene y el prepucio

Estoy preocupado por que mi pene es muy pequeño. ¿Cuál es la longitud promedio de un pene erecto?

De entre 1200 penes que fueron medidos en hombres cuyas edades fluctuaban entre los 16 y 77 años, registrados por el sexólogo Kenneth S. Green, el promedio normal fue de 15.6 cm. El pene más corto —que pertenecía a un indio nativo americano— era de 5 cm en estado de erección, pero con 7.6 cm de diámetro. Alfred Kinsey reportó que 16 cm era la longitud promedio de una muestra de 4000 hombres. Muchos hombres prestan demasiada atención al tamaño del pene, creyendo que mientras más grande sea, mejor. Toma en cuenta que la parte más sensible de la vagina de una mujer es la tercera porción inferior —una zona que incluso el pene más pequeño logra tocar.

¿Qué tan largo puede ser un pene en erección?

Varios estudios han encontrado que el pene erecto más grande puede alcanzar entre los 26 y 35 cm.

¿Qué piensan realmente las mujeres acerca de los penes y su tamaño?

Una serie de encuestas que se llevaron a cabo a mediados de los setenta, descubrieron que los hombres pensaban que las mujeres consideraban al pene como la parte más sensual del cuerpo masculino. Pero de hecho, el estudio demostró que las mujeres consideraban las nalgas como la parte más sensual de cuerpo masculino, y que el pene ocupaba un sitio muy bajo en la lista. Algunas mujeres encuentran que los penes grandes son atractivos, otras se preocupan porque piensan que un pene grande les causará cierta incomodidad al penetrarlas, y otras más se mostraron totalmente indiferentes respecto al tamaño del pene.

Al estar erecto, mi pene muestra cierta inclinación. ¿Es esto normal?

Es normal si la inclinación es realmente leve y tu pene permanece en el mismo ángulo durante un buen lapso. Los penes erectos generalmente se inclinan a uno y otro lado. Sin embargo, si dicha inclinación se ha ido pronunciando cada vez más, es posible que sufras del mal de Peyronie y, por tanto, debes consultar a un doctor. El mal de Peyronie es el resultado de una fibrosis. Esto deforma la erección, haciendo que el pene asuma la curva de un plátano. A medida que dicha condición empeora, la erección puede resultar sumamente dolorosa. Se recomienda frotar la zona afectada con crema de vitamina E, para mantener la elasticidad de la piel. En ciertos casos, se requiere de una cirugía.

Estoy circuncidado. ¿Es mi pene menos sensible?

Objetivamente es posible, ya que el tejido cicatrizante que queda después de la circuncisión provoca, en teoría, que esa área sea menos sensible. Sin embargo, ya que nadie más puede estar dentro de tu cuerpo o, de hecho, en el de ningún otro hombre, realmente no existe manera de determinar un juicio comparativo. Algunos hombres que fueron circuncidados cuando eran apenas unos bebés sienten que les fue robada una parte integral de su anatomía genital. Pero esto es poco usual —la mayor parte de los hombres circuncidados declaran llevar vidas sexuales perfectamente felices y satisfactorias y no consideran que la circuncisión sea una desventaja.

Siento dolor al jalar el prepucio durante una erección. ¿Sería bueno que me practicaran una circuncisión antes de perder mi virginidad?

Masajea tu pene regularmente con crema elaborada con vitamina E, e intenta jalar el prepucio de una manera natural. La fimosis es el nombre médico

que se da al prepucio demasiado ajustado. A pesar de que no es un mal que implique peligro, sí puede ocasionar que el glande se inflame. Si las medidas de autoayuda no funcionan, tu médico familiar puede realizar una simple operación quirúrgica que te ayudará a recorrer el prepucio sin dolor. De no ser así, se recomienda la circuncisión.

¿Es más higiénico un pene circuncidado?

Esto no es necesariamente cierto, depende de la higiene. La piel interna del prepucio contiene glándulas que secretan una sustancia aceitosa, que al mezclarse con las células muertas forma una sustancia que se llama smegma, que se vuelve blanquecina y que huele muy mal si no se le retira regularmente con agua y jabón. La mala higiene puede producir una infección del glande, llamada balanitis, que puede provocar síntomas tales como irritación dolorosa, comezón e inflamación.

endetalle

¿Es posible alargar el pene?

Sí, sí es posible pero sólo en muy pocos países. El proceso implica extraer grasa de la pared abdominal y luego dicha grasa se inyecta justo debajo de la piel del pene. Este procedimiento busca incrementar el grosor general del pene. Si la operación es exitosa, las células lípidas se agregarán naturalmente al tronco del pene. Pero si las células lípidas mueren, los depósitos de grasa se endurecen y el hombre puede descubrir, para su horror, que su atesorado órgano se ha vuelto grumoso.

En China se realiza otro tipo de operación que extiende el pene hasta en 50 por ciento. La cirugía dura una hora, se realiza bajo los efectos de la anestesia general y requiere que se corte el ligamento suspensor, ligando el pene al frente del hueso púbico. Esto permite que la base del pene (cuyo 40 por ciento de extensión se encuentra escondido en el monte púbico) sea jalado hacia delante y cosido con puntadas quirúrgicas. La operación conlleva efectos secundarios muy leves, pero la actividad sexual generalmente puede reiniciarse después de tres semanas.

La masturbación

¿Cómo se masturban la mayor parte de los hombres?

Cada hombre desarrolla su patrón particular y lo afina a lo largo de los años. Muchos hombres simplemente encierran el tronco del pene dentro de su mano y lo agitan hacia arriba y hacia abajo hasta que eyaculan. Otros soban su pene contra algún objeto o superficie táctil como una toalla, una almohada o un colchón. Algunos hombres gustan de emplear juguetes sexuales en los que introducen su pene. Los hombres pueden masturbarse en la regadera, sobre una cama, de pie, arrodillados o sentados. Algunos prolongan el evento; otros terminan rápido. Algunos emplean su propia saliva para lubricar el pene, mientras que otros se sirven de gel lubricante o se masturban "en seco". Algunos hombres son increíblemente rudos con sus genitales, mientras que otros suelen acariciarse con suavidad.

¿Es posible masturbarse demasiado? Yo suelo masturbarme todos los días.

Muchos hombres se masturban todos los días. La frecuencia con la que alguien se masturba depende de una enorme serie de factores, que incluyen tu edad, tu libido, tu estilo de vida e incluso el humor. Mientras que la mayoría de los hombres jóvenes se masturban varias veces al día, un hombre de edad madura quizás se masturba una vez por semana o incluso menos. Esto también depende de cada individuo. El único tipo de masturbación que no es normal es la masturbación compulsiva. Si éste es tu caso, debes solicitar la ayuda de un médico. Pero si la masturbación no interfiere con tu vida diaria, no hay razón para preocuparse.

¿Por qué me siento culpable cuando me masturbo?

Históricamente, la masturbación era muy mal vista y a los niños se les prohibía e incluso se les castigaba si se les descubría tocándose los genitales con fines de placer. En el pasado, muchos padres incluso les decían a sus hijos que la masturbación producía ceguera. Desafortunadamente, estos mensajes negativos aún tienen efecto sobre la sociedad moderna. Quizá tú creciste en una familia en que la expresión de la sexualidad no era permitida. ¿Acaso fuiste regañado de niño por tocar tus genitales? Sea cual sea el origen de tu sentimiento de culpa, deberías saber que la visión moderna considera que la masturbación es una parte integral y normal de la sexualidad humana.

Me gusta masturbarme con aparatos sexuales. Mi problema es que la masturbación me excita mucho más que hacer el amor con mi pareja. ¿Qué puedo hacer?

Quizá debas introducir algunos de tus aparatos sexuales favoritos en tus sesiones sexuales de pareja. Puede ser que a ella le gusten tanto como a ti. Nunca se sabe, podrías descubrir que tu vida sexual se ensancha si le permites hacerte todas las cosas que, hasta ahora, te has estado haciendo a ti mismo.

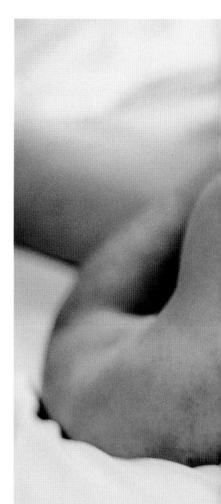

¿Qué significa si...

tengo fantasías con una ex-amante cuando me masturbo?

El mejor aspecto de la masturbación es que tienes toda la libertad de fantasear acerca de lo que tú quieras. De hecho, el fantasear acerca de algo que es considerado tabú, ilícito o prohibido puede en ocasiones sazonar un poco la masturbación. El tener fantasías con ex-amantes es una práctica bastante común —no constituye un traición a tu pareja actual (si es que la tienes) y no necesariamente significa que estás anhelando reunirte con una de tus antiguas amantes. Las mujeres suelen, al igual que los hombres, fantasear acerca de viejos encuentros sexuales. Es infinita la diversidad de fantasías masturbatorias.

Mi novia dice que yo no necesito masturbarme ahora que vivimos juntos, pero esto no cambia el hecho de que me gusta hacerlo. ¿Hay algo de malo en esto?

No, muchas personas que mantienen relaciones permanentes suelen masturbarse. La masturbación es una forma natural de autoexpresión sexual, que puede complementar la relación con tu novia en vez de alejarte de ella. El conflicto quizá esté en que tu novia interpreta tus episodios masturbatorios como un rechazo directo de su persona. Necesitas brindarle la seguridad de que la masturbación no es un sustituto del coito y que a ti te encanta hacer el amor con ella.

¿Cómo puedo demostrarle a mi novia de qué manera me gustaría ser masturbado?

Puedes jugar a hacer un mapa del cuerpo (ver la página 16). Pónganse cómodos y pídele que coloque su mano alrededor de tu pene, luego coloca tu mano sobre la de ella. Guía su mano, indicándole táctilmente cómo te gusta ser tocado. Ésta es una excelente manera para que ella comprenda cuál es la velocidad y la presión que necesita ejercer sobre tu miembro para que te sientas estimulado.

Yo suelo masturbarme en privado, hasta alcanzar el orgasmo, antes de hacer el amor con mi novia. Esto me ayuda a durar más tiempo. ¿Hay algo de malo en ello?

En teoría, no. Pero en la práctica, es posible que estés induciendo un hábito que será muy difícil romper en el futuro. ¿Qué harás si te encuentras en una situación en la que resultará difícil masturbarte antes de hacer el amor? ¿Acaso te sentirás ansioso de no poder funcionar adecuadamente? Y toma en cuenta que el mejor sexo suele ser el que es espontáneo. También vale la pena pensar cómo reaccionaría tu novia de enterarse y cómo enfrentarías tú su reacción. Está bien masturbarse ocasionalmente para poder durar más tiempo, pero si esto se está convirtiendo en un hábito, considera la posibilidad de emplear otras técnicas que impidan que eyacules prematuramente. Intenta usar la técnica del apretón (ver la página 44), por ejemplo, o el programa de autoayuda de la página 40.

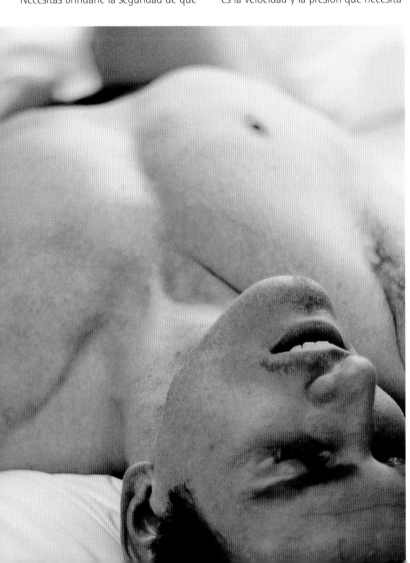

Dato sexual

Los terapeutas sexuales recomiendan ejercicios especiales de masturbación para alcanzar el control de la eyaculación. Para prevenir la eyaculación prematura ver el ejercicio en la página 40.

Erecciones y orgasmos

¿Durante cuánto tiempo debo mantener la erección?

Algunas personas dirían que por el tiempo que sea necesario para satisfacer a tu pareja. La verdad es que no necesitas tener una erección para lograrlo, ya que puedes brindarle un orgasmo a tu novia con tus manos o con la boca (y es posible que ella prefiera cualquiera de estas dos opciones). Si eres una de esas personas a las que les encanta pasar mucho tiempo haciendo el amor, no es necesario mantener una erección continua, ya que puedes permitir que tu erección crezca y disminuya muchas veces antes de eyacular. Si te preocupa eyacular antes de tiempo durante el coito, intenta la técnica del apretón que se describe en la página 44 o sigue los consejos que se describen en el recuadro de esta página, que te dirán cómo durar más tiempo en la cama. Y recuerda que no siempre es deseable hacer el amor por periodos prolongados —tanto tú como tu pareja pueden descubrir que las sensaciones pierden intensidad y los genitales pueden sentirse como anestesiados.

¿Cómo puedo lograr que mi erección dure más tiempo durante el coito?

Podrías poner en práctica el programa de autoentrenamiento creado especialmente para los hombres que desean durar más tiempo en la cama (ver el recuadro de esta página). Pero si eres uno de esos hombres excepcionales que únicamente necesitan ver a una mujer atractiva para eyacular, quizá una terapia basada en drogas puede servirte. Consulta a tu médico respecto a esta terapia o asiste a una clínica de terapia sexual.

Tengo 17 años y me siento terriblemente avergonzado cuando tengo una erección en público. ¿Cómo puedo evitar que esto suceda?

Las erecciones espontáneas son muy comunes cuando eres un adolescente y se vuelven menos frecuentes a medida que pasan los años. No hay gran cosa que puedas hacer al respecto, excepto usar ropa holgada y no ponerte nervioso.

Puedo lograr una erección pero mi pene no alcanza a erguirse a 90° de mi cuerpo. ¿Hay algo mal?

Si tu pene se endurece, es poco probable que tengas un problema. (Si no se endurece, consulta a un médico.) El ángulo que el pene erecto logra en relación al cuerpo varía en cada hombre y depende también de tu edad y del tamaño de tu pene. Mientras mayor sea un hombre, menor será el ángulo de erección, y mientras más largo y pesado sea un pene, más difícil resultará para los músculos genitales levantarlo a una posición ascendente.

Soy un hombre sano y juego futbol americano, sin embargo, no siempre puedo lograr una erección. ¿Podría deberse a que bebo demasiado? No suelo

endetalle

Aprende a durar más tiempo en la cama

Este programa utiliza técnicas probadas para ayudarte a controlar mejor la eyaculación y a incrementar tu poder de permanencia sexual. Tómalo con calma y podrás ver resultados en unas cuantas semanas.

1. Mastúrbate con la mano seca, hasta que dures quince minutos sin eyacular.
2. Repite el paso 1 con la mano lubricada. Estos dos pasos, por sí solos, pueden ayudarte a sostener tu erección por más tiempo durante el coito. Alternativamente, puedes también realizar los siguientes ejercicios con tu pareja.
3. Permite que tu pareja te masturbe con la mano seca, hasta que puedas durar quince minutos sin eyacular.
4. Repite el paso 3 con la mano lubricada.
5. Recuéstate sobre tu espalda con tu pareja montada a horcajadas y tu pene dentro de su vagina. Ambos deberán reducir al mínimo todos sus movimientos, hasta que puedas durar quince minutos sin eyacular.
6. Repite el paso 5; haz que ella se mueva lentamente. Practica hasta que puedas durar quince minutos sin eyacular.
7. Repite el paso 5, y muévete lentamente. Practica esto hasta que puedas durar quince minutos sin eyacular.
8. Repitan el paso 5, moviéndose libremente, hasta que puedan durar quince minutos sin eyacular.

beber más que los otros miembros del equipo.

Y, probablemente, ¡los demás miembros del equipo también beben demasiado! Cada persona tiene su límite de alcohol. Los primeros tragos pueden hacerte sentir alegre y desinhibido —en esta etapa aún estás en capacidad de mantener relaciones sexuales. Unos cuantos tragos más y la historia cambia. Las dosis altas de alcohol tienen un efecto sedante y provocan que tus capacidades mentales, tales como el pensar, la memoria, el habla y el movimiento se vean alteradas. Es posible que alcances extremos emocionales, volviéndote sensiblero o violento. En este estado te será difícil lograr o mantener una erección o, quizá, simplemente te falte la coordinación necesaria para sostener una relación sexual. El beber mucho durante periodos prolongados puede dañar los niveles de testosterona, así como tu libido y funcionamiento sexual. La impotencia es un síntoma común que deriva del abuso del alcohol. Considera el hecho de que tus problemas pueden estar relacionados con tu manera de beber. Reduce notablemente tu consumo de alcohol y observa si tu vida sexual mejora.

¿Por qué no puedo mantener una erección durante el coito?

El perder la erección es un problema preocupante, particularmente cuando sucede con frecuencia. Si padeces problemas eréctiles persistentes, consulta a tu médico. Las siguientes pueden ser causas de disfunción eréctil:

• Estás muy nervioso o padeces ansiedad por tu desempeño sexual.
• Has perdido la erección en ocasiones anteriores y eso te pone nervioso.
• No estás lo suficientemente excitado.
• Padeces de un problema físico, como la diabetes o una enfermedad cardiovascular.
• Estás tomando un medicamento que influye directamente en tu erección.
• Bebes en demasía.
• Tienes niveles bajos de la hormona sexual masculina, llamada testosterona.

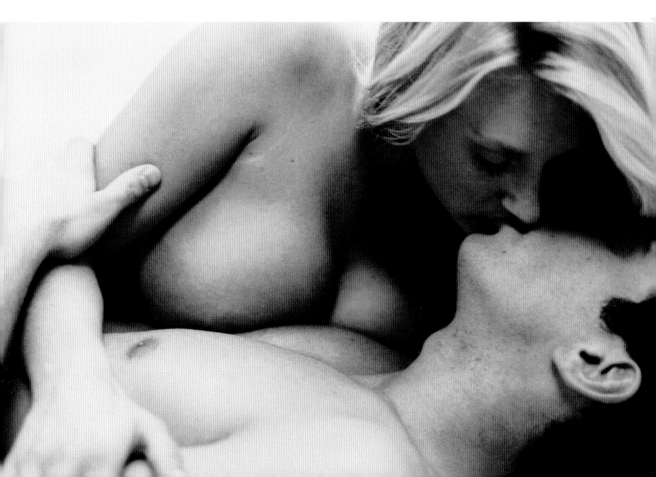

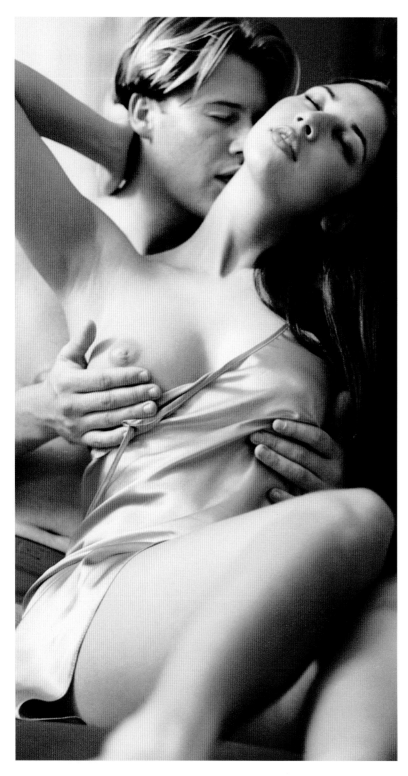

Siempre pierdo la erección cuando me coloco un condón. ¿Qué puedo hacer?

Intenta colocarte el condón cuando estés solo. Si no pierdes la erección bajo estas circunstancias, entonces lo más probable es que padezcas un ataque de ansiedad a causa de tu desempeño sexual. La mejor manera de sobreponerse es dejar de concentrarte tanto en el condón y hacer que el ponértelo se convierta en parte del acto sexual. Una solución sería pedirle a tu compañera que sea ella quien te coloque el condón. Podría hacer esto al tiempo que te masturba o, incluso colocar el condón por encima del glande mientras te brinda sexo oral. La clave es convertir esa experiencia en algo muy sensual. Si tu pene se reblandece al tener puesto el condón, sostén la base de éste en posición con una mano y estimúlate con la otra mano hasta que logres erguirlo nuevamente.

¿Cuántos orgasmos seguidos es posible tener?

La mayoría de los hombres jóvenes, y algunos mayores, pueden gozar entre uno y tres orgasmos durante, aproximadamente, una hora. Sin embargo, con la edad, el periodo refractario (ese tiempo entre la eyaculación y la posibilidad de lograr otra erección) se vuelve cada vez más prolongado. Como compensación, los hombres maduros son menos proclives a eyacular prematuramente, lo cual significa que pueden continuar teniendo relaciones sexuales durante más tiempo, brindando y recibiendo una mayor satisfacción sexual durante una sola sesión erótica.

¿Cómo puedo tener orgasmos más potentes? No me siento

satisfecho de las relaciones sexuales que mantengo con mi novia, pero tampoco quiero comenzar a acostarme con otras mujeres.

Quizás no estés recibiendo la suficiente estimulación física y mental antes del orgasmo. Al prolongar los juegos preliminares y al estimular y acariciar cada parte del cuerpo, podemos lograr que el sexo sea una experiencia más satisfactoria. Las investigaciones realizadas por los sexólogos Masters y Johnson han demostrado que, mientras más tiempo pases incitando el despertar sexual, más poderosa será la experiencia que deriven tú y tu pareja. El erotismo verdaderamente excitante incluye un intercambio mental entre los amantes. Habla con ella y ¡sedúcela de manera que ella también hable!

He escuchado que algunos hombres pueden tener múltiples orgasmos. ¿Es cierto?

A pesar de que los sexólogos William Hartman y Marilyn Fithian mantienen que es posible entrenarte para experimentar orgasmos múltiples, parece ser que existen pocos hombres que lo han logrado en realidad. El truco está en aprender a retener la eyaculación. Esto puede hacer que tengas varias sensaciones orgásmicas, una tras otra (que más bien son puntos culminantes de la excitación sexual, y no orgasmos verdaderos pero, ¿a quién le importa?) Para intentar esto, necesitas que tu pene tenga músculos fuertes, lo mismo que la zona en torno a los testículos. Necesitarás practicar la flexión de los músculos de tu pene y contraer y relajar tus testículos (si te duelen inténtalo otro día). Luego intenta tener los músculos de tu pene en el momento en que estés a punto de eyacular, tanto a la hora del coito como de la masturbación. (Otro consejo para bloquear las eyaculaciones es tirar o jalar hacia abajo la piel que se encuentra detrás de los testículos.) Con suerte, podrás gozar de sensaciones orgásmicas sin eyacular propiamente y luego podrás continuar hasta alcanzar nuevas alturas orgásmicas.

¿Sería desastroso si yo fingiera un orgasmo de vez en cuando?

Por supuesto que puedes fingir un orgasmo si así lo deseas, pero esto no resolverá el problema subyacente: ¿por qué estás forzándote, en primer lugar, a alcanzar el clímax? Vale la pena que dediques un poco de tiempo a pensar seriamente cuál es la razón. ¿Acaso estás teniendo relaciones, cuando en realidad no lo deseas? ¿Existen problemas en la relación con tu pareja? ¿Te sientes poco excitado a la hora de hacer el amor? ¿Es posible que tu dificultad en alcanzar el clímax tenga su raíz en algún tipo de distanciamiento con tu compañera? Quizá debas posponer los encuentros sexuales siempre que te sientas demasiado cansado o distraído para excitarte debidamente. Como alternativa, si sientes que el problema se halla en el centro de tu relación, entonces necesitas hablar con tu compañera y tal vez requieras de una terapia, dependiendo del grado de ansiedad o depresión que estés padeciendo.

endetalle

Camino al orgasmo

La excitación sexual del hombre puede iniciar con pensamientos sensuales, con una fantasía erótica o al ver o tocar el cuerpo de la pareja, (o por ninguna razón en particular). El cerebro manda mensajes a través de los conductos nerviosos hasta el pene, ordenándole que se yerga. La intrincada red de vasos capilares dentro del tejido esponjoso del pene se llena de sangre y el pene se alarga y endurece. Los testículos se pegan al cuerpo, y la piel del escroto se endurece. La punta del pene se obscurece y es posible que salgan unas cuantas gotas de líquido seminal. Aumenta la temperatura corporal, y la presión sanguínea y cardiaca. Tus pupilas se dilatan y los pezones quizá se endurezcan. La tensión muscular del cuerpo aumenta.

Cerca del orgasmo, la respiración se vuelve más rápida. La proximidad del orgasmo se siente como un "punto sin retorno", la eyaculación es inevitable. El semen fluye libremente por la uretra en una serie de contracciones musculares cortas. Esto se acompaña de un sentimiento de intenso goce sexual.

Después del orgasmo, el pene pierde su firmeza y el cuerpo regresa a su estado normal en alrededor de diez minutos. Hay un periodo después de la eyaculación en el que es imposible lograr otra erección. En el caso de los hombres jóvenes, este periodo sólo dura unos minutos.

Hemos buscado un orgasmo simultáneo, pero se nos escapa. ¿Algún consejo?

El orgasmo simultáneo no importa, es una moda pasada, un rezago de los años cuarenta y cincuenta, cuando, por alguna razón, existía el mito de que el orgasmo simultáneo era la única manera "correcta" de alcanzar el clímax. Ahora ya sabemos, sobre todo gracias al sentido común, que muchas personas obtienen mejores orgasmos cuando llegan a ellos separadamente. Si aún así deseas intentarlo, el orgasmo simultáneo depende de que uno de ustedes, o ambos, intente retener el orgasmo. Esto significa que debes lograr que tu novia alcance un punto de excitación cercano al orgasmo y, en tu caso, emplear la técnica del apretón (ver el recuadro de esta página), o jalando tus testículos hacia abajo. Goza el intento, pero no te sientas desilusionado si no lo logran.

Yo eyaculo tan rápidamente que resulta imposible llegar al coito. Las técnicas del apretón no me

funcionan y la sola idea de hacer el amor me basta para tener un orgasmo. ¿Existe alguna manera en que yo pueda sobreponerme a este problema?

Tú perteneces a una pequeñísima minoría de hombres cuyas respuestas sexuales se disparan fácilmente. El que eyacules incluso antes de que hayas penetrado a tu pareja puede ser extremadamente frustrante para ambos. Lo mejor que podrías hacer es buscar ayuda farmacológica de tu médico.

Es mi primera relación sexual y no puedo eyacular durante el coito. Puedo durar horas enteras, pero esto sólo logra fatigar a mi novia. Puedo alcanzar el clímax muy bien cuando me masturbo. ¿Qué pasa?

Una de dos: es posible que no recibas suficiente fricción durante el coito o, lo más probable, es que te sientas inhibido y esto mismo ocasione que no puedas liberar tu energía sexual. Debido a que ésta es tu primera relación sexual, tu

reticencia es quizás ocasionada por tu nerviosismo o por una falta de confianza en tu propia capacidad sexual. No te desanimes, pues estos sentimientos son sumamente comunes en las primeras relaciones. Pasa más tiempo hablando con tu novia acerca de estos asuntos íntimos, para que así aprendas a sentir confianza al estar con ella. Si es posible, intenten masturbarse juntos para que pueda comprender qué te gusta y te estimula. Luego intenta combinar la masturbación con el coito. Mientras más abierto te muestres con tu novia, te sentirás cada vez más aceptado por ella y, por tanto, te resultará más fácil eyacular sin restricciones. Si aún necesitas un poco más de ayuda, toma un trago antes de hacer el amor. Esto podría desinhibirte. Pero ten cuidado de no beber demasiado —eso podría obstruir tu capacidad de hacer el amor.

consejossexuales

La técnica del apretón

La eyaculación prematura es un problema común entre los hombres, pero existen varias maneras confiables de combatirla y tratarla. La técnica del apretón es una de las más directas. Se trata de sostener la cabeza del pene (justo debajo del glande) entre tu pulgar y tus dedos. Aplica una presión firme cuando sientas que estás a punto de eyacular. No te preocupes si esto hace que tu erección "se marchite" ligeramente —podrás recuperarla sin problema. También puedes aplicar la técnica del apretón en la base del pene. Puede serte útil cuando no quieres salirte de la vagina de tu compañera. Otra manera de superar la eyaculación prematura es por medio del programa que se encuentra en la página 40. Si ninguna de estas técnicas te funciona, consulta a un médico.

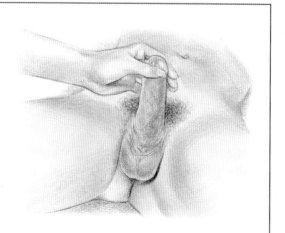

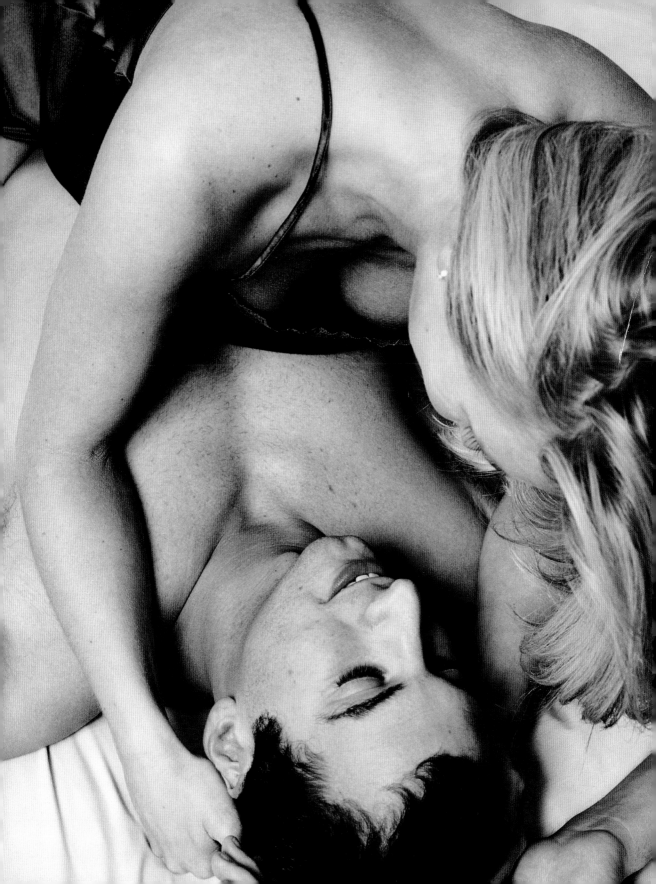

El deseo sexual

¿Cuándo alcanza el deseo sexual del hombre su punto culminante?

El deseo sexual puede experimentar momentos culminantes, así como depresiones, a lo largo de la vida, dependiendo de la relación que sostienes con tu pareja y de tu estado de ánimo. En términos de edad, el deseo sexual en un hombre alcanza su punto más elevado más o menos a los 20 años. Sin embargo, esto puede variar enormemente según el individuo.

A veces no tengo ganas de sexo pero hago un esfuerzo por mi pareja. Mis amigos quieren sexo todo el tiempo. ¿Qué está mal?

Existe el mito de que los hombres desean hacer el amor todo el tiempo. Esto es una tontería. Es perfectamente normal pasar épocas en las que uno simplemente no desea tener relaciones sexuales. No te preocupes y recuerda

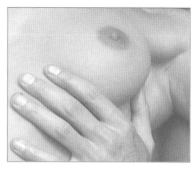

que muchos hombres mienten respecto a su vida sexual.

Tengo 22 años, casi no tengo deseos sexuales, ni erecciones espontáneas. Pero algún día quiero tener una familia. ¿Qué puedo hacer?

Tal me parece que tú, en referencia a la escala sexual, te encuentras en el extremo más bajo de la libido. Los estudiosos clínicos están descubriendo que muchas personas, que padecen lo

mismo que tú, sufren en realidad de un bajo nivel de testosterona. Una terapia hormonal podría alterar notablemente tus respuestas sexuales. Pídele a tu doctor que te recomiende un especialista en hormonas.

¿Puede el estrés o la tensión nerviosa afectar mi libido?

Sí, por supuesto. La tensión nerviosa puede agotarte, hasta tal punto que llegues a sentirte demasiado exhausto como para hacer otra cosa que no sea sobrevivir. El sexo es en ocasiones una de las primeras actividades que relegamos cuando vivimos una situación tensa. A pesar de que un poco de estrés es bueno, pues da un poco de excitación a tu vida, una situación demasiado tensa puede reducir notablemente los niveles de testosterona en tu cuerpo y, por tanto, disminuir la libido.

¿Qué significa si...

un hombre quiere sexo constantemente?

Los hombres pueden tener mucho apetito sexual por:
- Los sentimientos sexuales que les provoca una nueva relación.
- Desenvolverse en un ambiente muy erótico.
- Ansiedad (ésta puede derivar en un alto grado de excitación).
- Influjo hormonal.
- Frustración al no poder dar salida a su libido.
- Estereotipos culturales-sexuales.
- Sentirse atractivos, deseados o amados.

consejosemocionales

Cómo disminuir la tensión

Tu vida sexual puede ser un barómetro preciso de los niveles de tensión en tu vida. Quizá sea un buen momento para pensar quiénes son las personas y situaciones que te provocan tensión. Podrás transformar tu estilo de vida de acuerdo con el resultado de tu análisis.
- Impone metas realistas —no intentes hacer algo que esté más allá de tus capacidades.
- Si luchar por dinero te causa tensión, cambia tu estilo de vida.
- Trabaja a tu propio ritmo y no te dejes presionar.
- Rechaza cualquier trabajo adicional.
- Las situaciones estresantes pueden ser adictivas. Fórzate a tomar pequeños descansos, por lo menos una vez por semana.
- Acepta que todos cometemos errores —es natural.
- Crea un espacio para el sexo. Puede ser una excelente manera de relajarte, de desacelerarte y de recordarte cuáles son tus prioridades en la vida.

Por el momento, no tengo ningún interés en el sexo. Mi doctor dice que padezco depresión. ¿Hay relación entre ambas cosas?

Es casi seguro. Una de las principales características de la depresión es la pérdida de interés en las actividades que nos brindaban placer anteriormente —y el sexo es un ejemplo clásico. Si comienzas a tratar médicamente tu estado depresivo, con medicamentos o por medio de la psicoterapia, descubrirás que tu libido comenzará a manifestarse.

Siempre he tenido un enorme interés en el sexo y necesito desahogar mi libido. Debido a que mi novia siempre está dispuesta a tener relaciones sexuales, ella no puede comprender por qué digo que necesito otras parejas. Y, a decir verdad, tampoco yo lo entiendo. ¿Qué pasa?

Muchas personas sufren de una natural y compulsiva curiosidad acerca del sexo y de un fuerte deseo de explorar dicha curiosidad. Los sociobiólogos quizás declaren que sientes deseos de acostarte con toda una variedad de mujeres con el fin de diseminar tus genes tan ampliamente como sea posible. Por otro lado, el sexo con múltiples parejas puede ser una forma de reafirmar tu masculinidad —probándote que eres atractivo— o de aliviar ciertas inseguridades sexuales ocultas. Sea cual sea la razón, siempre existe un precio emocional por acostarte con otras personas. Sopesa cuánto te importa el cariño de tu novia y qué tan dispuesto estás a que ella permanezca a tu lado. Y luego adapta tu comportamiento a la decisión que tomes.

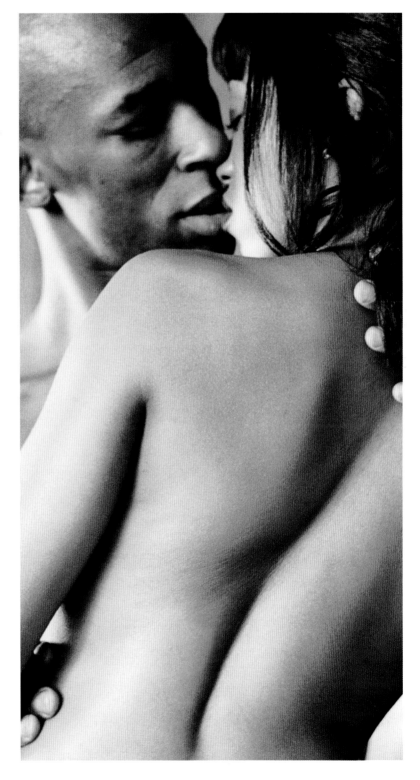

Estimular a una mujer

¿Cómo puedo asegurarme de que mi pareja esté realmente excitada antes de iniciar un encuentro sexual?

La clave radica en el tacto. Pasen 15 minutos acariciándose, tocándose/besándose. Ríanse, hablen, cuéntense historias sensuales; dile que es hermosa, atractiva y sensual. Estimula la zona alrededor del clítoris. La mayor parte de las mujeres centran sus sensaciones en el clítoris más que en ninguna otra parte del cuerpo, incluyendo los pechos. Una vez que comiences a estimular su clítoris y que comience el coito, necesitarás ser consistente —si te detienes y luego prosigues, sólo provocarás frustración.

Toca toda su piel para que las sensaciones genitales sean parte del erotismo integral.

No tengo demasiada experiencia sexual. ¿Cómo debo estimular el clítoris?

La mayor parte de las mujeres prefieren que se les estimule la zona alrededor del clítoris, en vez del clítoris directamente, pues tiene muchas terminaciones nerviosas y es muy sensible. Intenta masajear alrededor del clítoris usando la técnica de tocar con la punta del dedo dicha zona, haciendo movimientos circulares o hacia arriba y hacia abajo. Si la mujer es demasiado sensible, intenta hacer lo mismo a través de una tela;

requiere mucha estimulación, frota en círculo directamente sobre el clítoris. Si tienes dudas, pídele a tu compañera que lleve tu mano hacia dónde desea ser tocada o que te enseñe cómo se masturba.

Me gustaría convertirme en un verdadero experto al estimular los genitales de mi pareja. ¿Algún consejo?

Existen algunas técnicas especiales de masaje genital que resultan maravillosas. Idealmente, estas técnicas deberían ser aplicadas después de darle a tu pareja un masaje en todo el cuerpo.

• La primera técnica consiste en poner un poco de aceite para masaje, tibio, lentamente, sobre su clítoris y genitales.

• La segunda técnica se basa en torturar dulce y suavemente su vello púbico, dando tironcitos con tus manos.

• La tercera técnica es hacer vibrar los labios exteriores de los genitales. Intenta vibrar ambos labios exteriores y luego dedícate a hacer lo mismo con los labios interiores de sus genitales.

• La última técnica está dirigida al clítoris. Lubrica bien tu dedo índice y comienza por dibujar pequeños círculos (unos 20) sobre la punta del clítoris, a un ritmo pausado, luego detente y recomienza sentido inverso. Mantén un ritmo sostenido. Haz esto unas 20 veces. Termina tu masaje con 20 golpecitos suaves, desde el clítoris hacia la vagina y hacia arriba nuevamente.

¿Cómo puedo brindar sexo oral?

Cunnilingus es el nombre que se emplea para designar al sexo oral que un hombre le ofrece a una mujer. Consiste en estimular al clítoris y la vulva con la lengua. Para un cunnilingus fantástico,

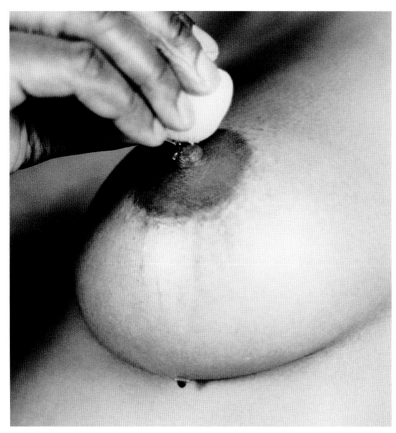

consejossexuales

Las caricias en el sexo oral

A la mayoría de las mujeres les gusta el sexo oral y algunas de ellas dicen que es la manera más fácil de alcanzar un orgasmo. He aquí cuatro maneras de usar tu lengua y darle placer a tu pareja.

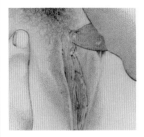 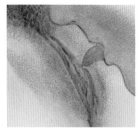 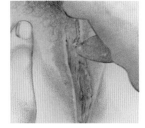 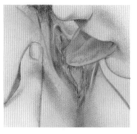

Gira la lengua: gira tu lengua encima del clítoris, con movimientos muy delicados.

Círculos firmes: da firmeza a tu lengua y muévela en círculos alrededor de la punta del clítoris.

Aleteo de mariposa: mueve tu lengua de un lado a otro, justo por debajo del clítoris.

A la francesa: emplea el costado de tu lengua y gírala entre el clítoris y la vagina.

necesitas colocar tu cabeza entre los muslos de tu compañera de manera que puedas mover tu lengua con facilidad. Ella puede recostarse al borde de la cama mientras tú te arrodillas entre sus piernas; o bien, colocarla en posición de gateo y tú boca arriba, por debajo de ella. Usa la punta y luego el borde de tu lengua y, ocasionalmente, intenta introducir tu lengua en su vagina. Estimula un costado del clítoris y luego el otro, siempre desde abajo. Intenta usar tus dedos para estimular el clítoris o para penetrar la vagina. Pídele que te retroalimente, de manera que puedas comprender claramente qué es lo que más le gusta. Algunas personas gozan mucho al chupar el clítoris, pero aquí debo hacer una advertencia: esto quizá logre adormecerlo en vez de estimularlo.

¿Cómo puedo estimular el punto G de mi pareja?

Introduce tu dedo más largo dentro de su vagina, lo más profundamente que puedas. Se piensa que el punto G se localiza a 5 cm en la pared frontal de la vagina. Si estimulas esta zona es posible que la sientas como un montículo. Algunas mujeres prefieren una presión constante. Pídele a tu pareja que te indique si lo haces bien o no, y toma en cuenta que no todas las mujeres son sensibles en esta zona. Ten en cuenta que ¡tus movimientos podrían provocar en la mujer una sensación de querer orinar!

¿Cómo puedo mantener a mi compañera al borde del orgasmo durante el mayor tiempo posible?

Mientras más inicies y luego detengas la estimulación del clítoris, más larga será la experiencia sexual. Sin embargo, debo advertirte que muchas mujeres se sentirán irritadas si empleas la técnica de dar para luego retirar. O incluso podrían perder toda esperanza de alcanzar el orgasmo y, por tanto, caer en una especie de desesperación sexual. Quizá, lo mejor sería estimular cada centímetro de su cuerpo, incluyendo su clítoris, lenta y sensualmente. También vale la pena saber que, a veces, el sexo puede ser sorprendente porque es rápido y explosivo.

Mi chica por poco alcanza el orgasmo, pero no lo logra del todo. ¿Qué posición nos recomiendas?

Una posición excelente es mantenerte totalmente pegado a su pubis una vez que la hayas penetrado en la posición "misionera". En vez de entrar y salir de su vagina, muévete en círculo, de manera que su clítoris se vea estimulado sin cesar. La fricción constante puede ayudarla a alcanzar el orgasmo, especialmente si ya está a punto de venirse. También podrías permitir que ella se coloque encima de ti durante el coito, para que pueda estimular su clítoris. Como alternativa,

consejossexuales

Tips para el sexo erótico

Una forma sencilla para mejorar las relaciones sexuales es asegurarte de que tu pareja esté realmente excitada antes de iniciar el coito. La mejor manera es dedicar mucho tiempo a los juegueteos preliminares.

- Acaríciala vestida, luego desvístela lentamente.
- Cuando se bañen, enjabónense mutuamente.
- Bésense apasionadamente.
- Díle cuán excitado te sientes.
- Presta atención a sus pechos y sus pezones.
- Besa su cuello y sus orejas.
- Besa y lame sus genitales.
- Revuélquense y junten sus cuerpos.
- Pregúntale qué es lo que más le gustaría que le hicieras.
- No forces el ritmo —permite que la excitación crezca de manera natural.

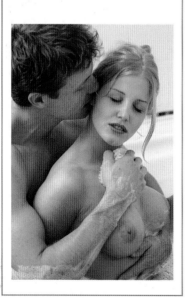

¿Qué significa el que...

mi pareja siempre quiera que hagamos el amor en la posición "mujer arriba"?

En ocasiones, las personas se crean hábitos en lo que a sexo se refiere, pero es muy probable que tu compañera tenga una razón específica al preferir una posición en particular. Cuando la mujer se coloca encima del hombre, ella adquiere una libertad de movimiento que le permite alcanzar el orgasmo más fácilmente. También puede que:

- Se le dificulta llegar al orgasmo en cualquier otra posición, o goza mucho con ésta.
- Le gusta estar al mando de la situación.
- Éste ha sido su patrón sexual en una relación anterior y supone que será lo mismo en la relación contigo.
- Ella tiene miedo de ser dominada y ésta es su manera de prevenir dicha situación.

intenta estimularla con tu mano al tiempo que la penetras —el hacer el amor por detrás te permitirá abrazar su cintura y acariciar su clítoris con tu mano.

¿Cómo puedo saber si mi pareja ha tenido un orgasmo? Ella dice que tiene orgasmos, pero no hace mucho ruido.

Es difícil darse cuenta. Algunas mujeres se mantienen totalmente quietas y casi no emiten sonido alguno mientras experimentan un orgasmo. Sin embargo, si tienes la costumbre de estimularla con tu mano o por medio del sexo oral, es posible que puedas ver claramente o puedas sentir las contracciones que tienen lugar durante el orgasmo. Esto es especialmente cierto si has introducido uno o más dedos dentro de su vagina.

No puedo provocarle un orgasmo a mi novia. ¿Acaso soy un fracasado por no lograr algo tan sencillo?

Para hacer el amor se necesitan dos, así que deshecha el 50% de tu culpabilidad. Como siguiente paso, deberías preguntarle a tu novia si acaso ha tenido un orgasmo alguna vez en su vida. Si los ha tenido, ¿de qué manera se han producido? Si ella nunca ha experimentado un orgasmo, ni durante el coito ni al masturbarse, la causa probablemente tenga poco que ver con tus habilidades amatorias y más bien esté relacionada con su particular historial sexual. El pensamiento moderno afirma que debemos ser responsables de nuestros propios orgasmos y que no somos responsables de los orgasmos de los demás. Así que lo mejor que puedes hacer es ayudar a tu novia a que logre un orgasmo por su propia cuenta, ya sea a través de la masturbación o al experimentar con un vibrador. Una vez que logre alcanzar un orgasmo, deberá enseñarte cómo debes estimularla. No olvides que la mayoría de las mujeres no alcanzan el orgasmo exclusivamente a través del coito —la mayor parte de las mujeres necesitan que se les estimule el clítoris.

Mi novia —con la que aún no me acuesto— me ha dicho que alcanza 15 orgasmos en una sola sesión amorosa. ¿Qué pasaría si yo no le produzco este efecto cuando finalmente hagamos el amor?

Si ella es tan orgásmica, quizá descubras que será casi imposible sabotear su reacción, así que intenta relajarte y tomar las cosas con calma. Sólo necesitas ser tú mismo y hacer el amor normalmente.

Me encanta que mi pareja me dé sexo oral y sé que debería regresarle el favor, pero la verdad es que la sola idea me causa repugnancia. ¿Por qué soy tan irracional?

¿Consideras que los genitales femeninos son sucios? ¿Sientes terror de las secreciones naturales y asocias los genitales con la orina y las heces fecales? En el caso de algunos hombres, este desagrado casi implica una fobia. La manera de sobreponerse a las fobias es por medio de una desensibilización. Este proceso generalmente consiste en acercarse lentamente, paso a paso, al objeto temido. Con la ayuda de tu compañera, podrías intentar realizar este proceso en casa. Como una alternativa, podrías solicitar el apoyo de un terapeuta sexual.

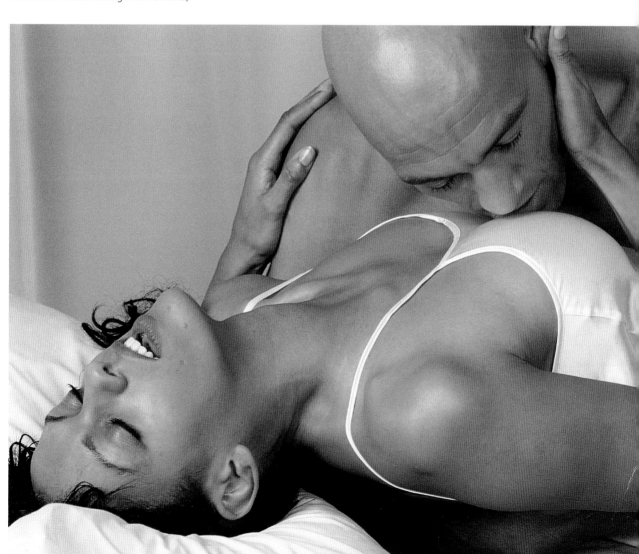

El sexo en la edad madura

¿Cuál es la libido normal de un hombre de 50 años?

En 1994, en Estados Unidos, se descubrió que los hombres de entre 55 y 59 años hacían el amor aproximadamente dos veces al mes. Sin embargo, la libido es un asunto personal que puede aumentar o disminuir a cualquier edad, dependiendo de diversas funciones: salud emocional y física, estilo de vida y relación de pareja.

¿Los hombres también padecen una especie de menopausia?

A pesar de que los hombres no experimentan los cambios físicos tan drásticos que afectan a las mujeres durante la menopausia, es una realidad que sí sufren una disminución en el nivel de la testosterona, que es la hormona sexual masculina. La testosterona es la responsable de los niveles de energía en el hombre, de la intensidad de su deseo sexual y, sobre todo, de la dureza de las erecciones. Se piensa que la disminución en los niveles de testosterona puede provocar varios efectos, tanto físicos como psicológicos, tales como el debilitamiento de los huesos, la disminución de la libido y cambios en el estado de ánimo. Estos efectos y otros más conforman lo que se conoce con el nombre de andropausia.

¿Por qué las erecciones son menos potentes al paso de los años?

Esto generalmente es el resultado directo de la disminución de los niveles de testosterona. Sin embargo, la costumbre puede ser parte del problema —si has estado haciendo el amor de la misma manera, con la misma persona, durante muchos años, la familiaridad que se ha alcanzado puede ser la causa de que te sea más difícil sentirte excitado. Afortunadamente, nunca es demasiado tarde para inyectar un poco de variedad a tu vida sexual (ver el Capítulo 5).

Tengo 41 años y padezco problemas eréctiles. ¿Podría esto significar que se ha iniciado un proceso de impotencia?

Sí y no. Quizás te sea difícil alcanzar la erección porque estás ingiriendo ciertos medicamentos, porque hay problemas en la relación con tu pareja, porque estás tenso o deprimido, o simplemente porque estás bebiendo mucho y muy seguido. Éstas son sólo unas cuantas de las muchas razones por las que se pueden padecer problemas eréctiles. 41 años es una edad temprana como para padecer de impotencia sexual. Si cierto tipo de medidas de autoayuda, tales como reducir las causas de tu tensión nerviosa o el resolver tus problemas maritales no te proporcionan ayuda alguna, entonces debes consultar a tu médico.

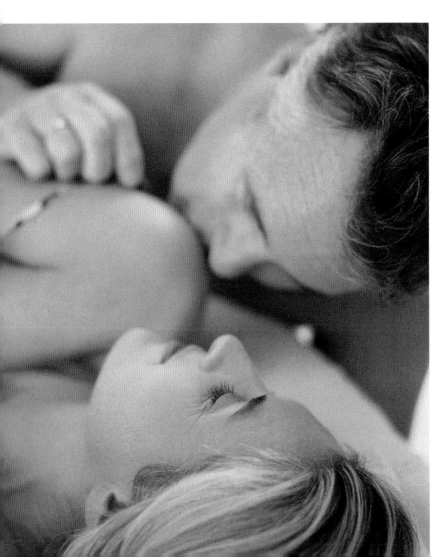

A mis 50 años, me siento demasiado cansado como para tener relaciones sexuales. No soy impotente —sólo estoy agotado. Mi esposa ha comenzado a asediarme, solicitando relaciones sexuales, pero no logro cumplir con lo que ella espera de mí. ¿Qué puedo hacer?

Existen muchas causas razonables que puedan explicar la fatiga que padeces, tales como un exceso de trabajo o tensión nerviosa; si es eso, entonces deberías aminorar tu ritmo. Quizá las causas son más bien físicas, como alguna enfermedad, y deberías buscar la ayuda de un médico para darle solución. Otra posibilidad es que estés deprimido. La fatiga es un síntoma clásico de la depresión. Y la depresión, a su vez, hace que el deseo sexual disminuya. Si sospechas que éste es el caso, pregúntale a tu médico acerca de la posibilidad de tomar medicamentos antidepresivos y recibir terapia psicológica. Los medicamentos eliminarán parcialmente la depresión y la terapia psicológica te ayudará a descubrir cuál es el origen del problema y, es de esperarse, cómo evitarlo en el futuro.

Padezco de lo que llamaría gordura de la edad madura y ya no me siento cómodo al desvestirme frente a mi esposa. ¿Acaso mi vida sexual ha llegado a su fin?

No es necesario que así sea. ¿Qué es lo que tu esposa siente respecto a tu cuerpo? Lo más probable es que ella aún te ame y te desee, como siempre, y que lo único que necesitas es un poco de confianza. Por otro lado, si has subido notablemente de peso, tu salud está en riesgo. No sería mala idea elaborar con

consejossexuales

Hacer el amor con una erección parcial

Si tus erecciones son menos firmes de lo que solían ser debes saber es posible realizar el coito con una erección parcial (si tus problemas eréctiles son crónicos, consulta a tu médico).

• Sostén tu pene, colocando un dedo a un lado —como si el dedo fuese una especie de muleta— para ayudar en la penetración.

• Asegúrate de que tu pareja esté muy lubricada, de

manera que tu pene logre entrar fácilmente.

• Pídele a tu pareja que meta y saque tu pene mientras que tú lo sostienes en su sitio. Tu erección deberá volverse más firme a medida que aumenta la estimulación.

tu esposa un programa de dietas y ejercicios físicos. Lo más importante es que compartas tus sentimientos y ansiedad con tu esposa y que, juntos, puedan resolver el problema.

Mi libido sigue manteniendo el mismo elevado nivel de toda la vida, pero el deseo sexual de mi esposa, quien ya cumplió los 49 años, está decayendo. ¿Qué podemos hacer?

Tu esposa probablemente esté atravesando la menopausia y seguramente requiere de tu amor, paciencia y apoyo. El deseo sexual puede declinar durante la menopausia. Asegúrale a tu esposa que aún la encuentras atractiva. Habla con ella acerca de las necesidades sexuales de ambos en este momento. Algunos especialistas piensan que es adecuado aplicar una terapia de reposición hormonal durante las primeras etapas de la menopausia. Una alternativa

natural para la reposición hormonal es la ingestión de suplementos nutricionales (ver la página 87).

Desde que se le realizó la histerectomía, mi esposa se siente angustiada porque piensa que ya no desearé hacer el amor con ella. ¿A qué se debe que piense de esa manera?

Un equivalente masculino de la histerectomía podría ser la mutilación de los testículos. Vale la pena que intentes imaginar qué sentirías en dicho caso. Lo más probable sería que, en vez de sentirte sensual y positivo, acabaras por pensar lo mismo que tu esposa. Intenta ofrecerle toda la paciente compresión que te sea posible y anima a tu familia y a tus amigos para que hagan lo mismo. Como consejo médico, si a tu esposa le fueron extraídos también los ovarios, es posible que necesite iniciar un tratamiento de reposición hormonal.

TRH para hombres

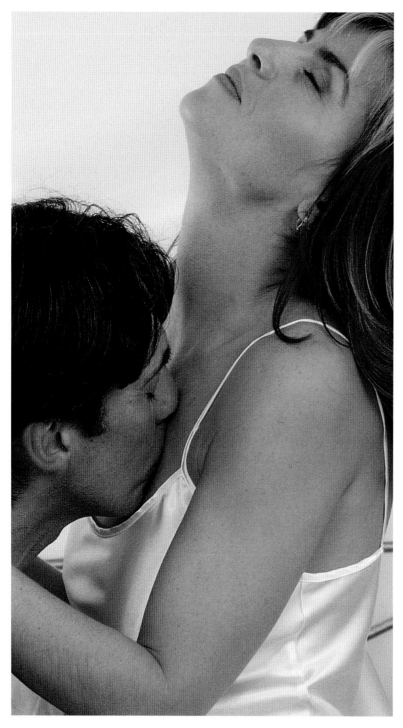

¿Qué es TRH?

Es la abreviatura de "Terapia de reposición hormonal" y consiste en reponer la testosterona. Ésta puede ayudar a que vuelva a aumentar la libido y se prescribe en forma de parche o de gel que se aplica a la piel. Los doctores están divididos respecto a si es sabio o no prescribir testosterona regularmente a los hombres, ya que se cree que puede provocar cáncer de próstata. Sin embargo, el Dr. John Moran, un endocrinólogo inglés, dice que los últimos descubrimientos demuestran que los hombres que no tienen indicio alguno de padecer cáncer prostático no corren ningún riesgo al hacerse un tratamiento de reposición hormonal. Como medida de seguridad, todos los hombres que contemplan la posibilidad de recibir un tratamiento de reposición hormonal tienen primero que pasar por una serie de pruebas que detectan la presencia de cáncer de próstata, incluso en sus etapas iniciales.

¿Cuáles son los beneficios de una TRH?

La testosterona no sólo restaura las funciones sexuales, sino que también puede aliviar los síntomas de la andropausia (ver la página 55) y prevenir las enfermedades cardiovasculares y la osteoporosis.

¿Cómo saber si TRH es adecuada para mí?

Algunos hombres se benefician de la terapia de reposición hormonal, pero no todos. Siempre existirá un porcentaje de hombres cuyos niveles de testosterona permanecen lo suficientemente altos como para que no necesiten reposición hormonal. Consulta a tu endocrinólogo.

Contesta el siguiente cuestionario. Los hombres que contestan "sí" a las preguntas 1 y 7 y/o a otras cuatro preguntas adicionales, pueden estar padeciendo un descenso en sus niveles de testosterona y bien podrían beneficiarse de una terapia de reposición hormonal. (Dichos síntomas pueden ser causados por otros padecimientos físicos; es importante hacerse exámenes médicos.) ¿Qué síntomas padeces?

1. Disminución del deseo sexual.
2. Falta de energía
3. Disminución de la fuerza y la resistencia física.
4. Pérdida de altura.
5. Pérdida de la capacidad de gozar la vida.
6. Tristeza y/o mal humor.
7. Erecciones menos potentes.
8. Deterioro de las habilidades deportivas.
9. Fatiga.
10. Deterioro en el desempeño laboral.

Estoy cansado de tomar hormonas. ¿Existen alternativas naturales?

Existen una variedad de suplementos que ayudan a mantener la salud del tracto reproductivo y prevenir algunos síntomas de la vejez. Por ejemplo, los fitoestrógenos tienen un probado efecto contra el crecimiento de la glándula prostática. El gingko biloba protege contra de la pérdida de la memoria. La coenzima Q10 es un suplemento antioxidante que promueve el buen funcionamiento de todo el cuerpo. El calcio, preferentemente bajo la forma de leche descremada, previene la pérdida de masa ósea, lo cual, indirectamente, puede ocasionar la muerte de la vida sexual.

uncaso

"Se volvió tan irritable que casi le pedí el divorcio."

Sandra, 58 años

Nuestro matrimonio era muy bueno hasta hace unos cuantos años, cuando Lester se volvió malhumorado y gruñón. Comenzamos a tener muchos pleitos y nuestra vida sexual llegó a su fin. Se volvió tan irritable que casi le pedí el divorcio. En un último intento por salvar nuestro matrimonio, acudimos juntos a una terapia matrimonial. Esto no pareció cambiar el humor de Lester. El consejero nos recomendó que Lester se hiciera un examen médico completo, para ver si existía alguna razón física que ocasionara su falta de interés en el sexo. Fuímos con un doctor y luego con un especialista que prescribió un gel hormonal que Lester se aplica sobre la piel del brazo. Esto realmente ha mejorado nuestra situación. Hemos comenzado a tener relaciones sexuales, por primera vez en tres años.

Lester, 63 años

No me había dado cuenta de qué tan mal se habían puesto las cosas, hasta que Sandra sugirió que acudiéramos a un consejero matrimonial. Ahora, en retrospectiva, me doy cuenta de que la situación era muy mala: Yo era muy irritable y me enojaba por todo. Me sentía muy cansado todo el tiempo y el sexo no me importaba en absoluto. El doctor me prescribió un gel hormonal porque mis niveles de testosterona habían descendido notablemente. Ha sido una gran bendición usar el gel. Ya me siento mucho mejor y mucho más entusiasmado que antes.

Anne responde:

❝ *Lester estaba sufriendo de algunos de los síntomas clásicos de la andropausia —fatiga, irritabilidad y un deseo sexual sumamente reducido. Las sesiones con el consejero matrimonial revelaron que no había mayores problemas en su matrimonio y que ningún evento en particular había detonado sus pésimos estados de humor. Además, Lester no sufría depresión. Después de un chequeo físico integral, se descubrió que tenía niveles muy bajos de testosterona y, por tanto, un endocrinólogo le prescribió una TRH en gel. Aumentó el nivel de testosterona, desapareció su mal humor, su esposa comenzó a sentirse más contenta y retornó su deseo de mantener relaciones sexuales. Unas cuantas sesiones de terapia sexual podrían ayudarle a él y a Sandra a redescubrir la intimidad y la sensualidad que compartieron en el pasado.* ❞

El sexo y el envejecimiento

¿Todos los hombres se vuelven impotentes eventualmente?

No. Una investigación realizada en 1984 reveló que en el grupo de hombres que sobrepasaban los 70 años de edad, 59 por ciento aún mantenían relaciones sexuales con sus parejas. 22 por ciento adicional reportó cierta actividad sexual que, se supone, consistía en la masturbación. Los hombres mayores de 80 años son más propensos a ser impotentes —75 por ciento, según el estudio realizado por Alfred Kinsey. Este científico notó que existe un deterioro natural de la actividad sexual a través de los años. Una investigación posterior ha confirmado esto, pero también reveló que las personas que tienen vidas sexuales sumamente activas cuando son jóvenes, tenderán a seguir teniendo vidas sexuales satisfactorias cuando lleguen a la vejez.

¿Cuál es la edad más avanzada en la que uno todavía puede ser padre?

Teóricamente, los hombres pueden procrear hijos a lo largo de toda su vida —Picasso fue un notable ejemplo de esto, pues procreó su último hijo cuando ya tenía ochenta y tantos años. Sin embargo, los hombres mayores son proclives a la impotencia, lo cual puede dificultar o volver imposible la procreación a través del coito normal, pero pueden emplear técnicas de concepción asistida.

Hace unos cuantos años comencé a tener problemas eréctiles, y el doctor me diagnosticó diabetes. A pesar de que mi enfermedad está bajo control, aún no puedo lograr una erección. ¿Qué ha pasado?

La diabetes que se inicia en la edad adulta es una enfermedad cada vez más común. Puede dañar las funciones sexuales de dos maneras. En primer lugar, puede ocasionar un deterioro de los nervios que dan sensibilidad al pene y, en segundo, puede dañar las arterias, de manera que el pene no recibe el flujo suficiente de sangre para provocar una erección. Ambas cosas pueden dificultar la erección. Desafortunadamente, controlar la diabetes no necesariamente le restituye a un hombre la posibilidad de tener una erección. Pregúntale a tu doctor acerca de los distintos tratamientos que existen para contrarrestar esta disfunción. Uno de ellos consiste en emplear una bomba manual para provocar mecánicamente una erección del pene.

Mi doctor me ha dicho que tendrá que operar mi próstata, ya que ha crecido mucho. He escuchado decir que esto puede provocar la pérdida de mis funciones sexuales. ¿Es cierto?

Muchos hombres descubren que su glándula prostática aumenta de tamaño con el paso del tiempo y que la presión que este crecimiento ocasiona al tubo uretral puede obstaculizar la emisión de orina y la eyaculación. Algunos hombres reciben tratamiento de reposición hormonal cuando presentan este problema y uno de sus efectos secundarios es la reducción de apetito sexual. Otros hombres deben ser operados. Existen por lo menos tres métodos quirúrgicos (el transuretral, el suprapúbico y el retropúbico) que no deberían obstaculizar las funciones sexuales en lo más mínimo. Sin embargo, en estos tres casos, el orgasmo será 'seco', ya que el semen se eyacula hacia atrás, hacia la vejiga, en vez de hacia adelante, fuera del pene, como sucede en casos normales. La operación quirúrgica menos común es la perineal, que daña los nervios que dan sensibilidad al pene, y esta operación generalmente causa impotencia total. Habla con tu médico o con un cirujano acerca de tus preocupaciones, y pídele que te explique cuál sería el resultado más probable de una operación.

Tengo erecciones matutinas, ¿podré realizar el coito?

En general, la respuesta es positiva. Una carencia total de erecciones espontáneas, ya sea al estar dormido, al

endetalle

Cómo funciona la bomba para penes

Se coloca un contenedor cilíndrico sobre el pene y luego se bombea lentamente el aire que está dentro del receptáculo, creando así un vacío alrededor del pene. Esto ocasiona que la sangre fluya, creando una erección. Un anillo especialmente diseñado para estas funciones se desliza por el pene hacia su base, de manera que sostenga la erección, y se retira el contenedor cilíndrico. Entonces el hombre puede mantener relaciones sexuales. Retira el anillo penil depués del encuentro (este anillo no deberá permanecer puesto más de 30 minutos).

caminar o en cualquier momento del día puede sugerirnos que existe un problema físico oculto, que está impidiendo que alcances una erección. Por otro lado, si estás experimentando erecciones espontáneas, pero tienes problemas cuando se trata de hacer el amor, entonces podría significar que tienes problemas relacionados con la ansiedad. Los hombres que sufren de problemas eréctiles deberían consultar un médico, para que les brinde un diagnóstico clínico.

¿Cuál es la mejor manera de combatir la impotencia?

Vale la pena tener en mente que la impotencia siempre tiene un componente psíquico, aun cuando la causa principal sea física. Estas son las opciones que *deberás* discutir con tu médico:

• El Sidelnafil (Viagra) es una medicina de prescripción médica en forma de pastilla y funciona al incrementar el flujo de sangre hacia el pene.

• La Caverject es una hormona que puede ser inyectada directamente en el tronco del pene, usando un aparato especial en casa.

• La bomba para el pene es un aparato que induce la erección por medio de métodos mecánicos (ver el recuadro de la página anterior).

• Existen varios tipos de implantes quirúrgicos en el pene.

• La terapia sexual u otro tipo de terapia. Durante la terapia sexual, a la pareja se le pedirá que asista a charlas con un consejero matrimonial, se les asignarán tareas que deberán realizar en casa y se les pedirá que no intenten hacer el amor. El *sensate focus* (ver página 77) es un ejercicio que se prescribe comúnmente durante la terapia sexual.

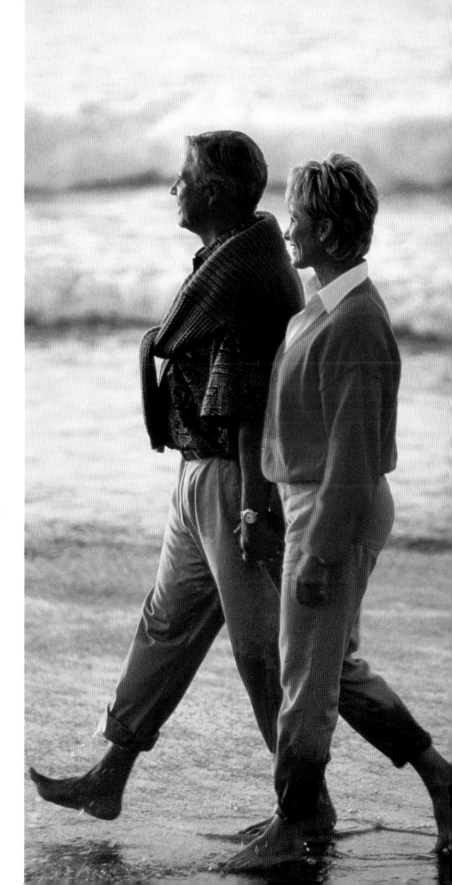

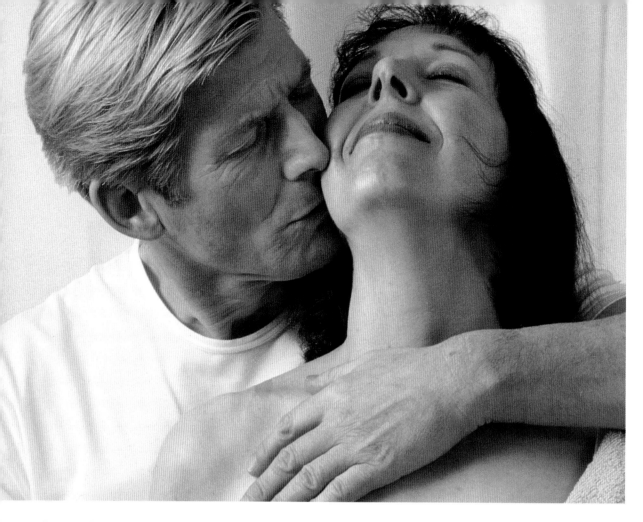

Estoy sufriendo de impotencia intermitente. ¿Cómo puedo mejorar mi vida sexual?

Distintas causas requieren distintos tratamientos, así que es necesario que encuentres cuál es la causa de tu impotencia. Deberías comenzar por hacerte una revisión general, para así descartar cualquier enfermedad como la diabetes o la arteriosclerosis (que se da cuando las arterias se bloquean o se estrechan). Una de las causas más comunes de la impotencia es el goteo por las venas —esto significa que, aunque la sangre fluya al pene, haciendo que se endurezca y se levante, también se retira porque el sistema de 'cerradura' que mantiene la sangre dentro del pene sufre una falla. Una

manera de establecer si sufres de este goteo en las venas es tomar sidenafil (Viagra), siempre bajo vigilancia médica. Si aún después de esto sigues teniendo problemas eréctiles, es probable que padezcas de pérdida de sangre en el pene. A pesar de que puedes recurrir a la microcirugía para reparar el mecanismo de 'cerradura' del pene, es un procedimiento difícil, caro y es posible que no funcione. Actualmente, los médicos están recurriendo a un sistema que resulta mucho más sencillo y barato —el anillo para el pene. Funciona al constreñir las venas que se encuentran en la base del pene y puede usarse en conjunción con la bomba para el pene. La impotencia intermitente puede tener también un origen

psicológico, en cuyo caso tu mejor opción sería iniciar una terapia sexual.

¿Puede el sildenafil (Viagra) curar algunos casos de impotencia?

No, el sildenafil no cura permanentemente sino que sólo ayuda a lograr una erección en cada episodio. Debes tomar una pastilla aproximadamente una hora antes de tu encuentro sexual y esto te ayudará a conseguir una erección, al incrementar el flujo de sangre a tu pene. El sildenafil no ocasiona una erección inmediatamente —es necesario que, primero, te sientas excitado sexualmente y estimulado. Si no te sientes excitado, la pastilla no tendrá efecto alguno.

¿Cualquiera puede tomar el sildenafil (Viagra)?

El sildenafil no debe ser usado por todos los hombres que padecen problemas eréctiles ni tampoco ejerce su efecto en todos. Es posible que no debas tomarlo si sufres de alguna enfermedad cardiovascular, algún mal hepático o problemas de riñones, o si padeces de úlcera estomacal o problemas sanguíneos tales como leucemia o anemia perniciosa. El sildenafil también puede producir efectos sumamente negativos cuando se le combina con otros medicamentos. Por ejemplo, nunca debe tomarse en combinación con medicamentos que tengan una base de nitrato (los nitratos se encuentran comúnmente en las medicinas de prescripción médica que sirven para aliviar la angina de pecho y también se encuentran en drogas recreativas como el nitrato de amil, mejor conocido como 'poppers'). Esto puede ocasionar una peligrosa, e incluso fatal, reducción de la presión sanguínea.

¿Tiene el sildenafil (Viagra) efectos secundarios?

Los efectos secundarios pueden incluir dolores de cabeza, sonrojamiento y malestar estomacal. Estos síntomas son leves, generalmente, y tienden a desaparecer al cabo de unas cuantas horas. Si sufres efectos secundarios severos, problemas cardiovasculares o una erección que dura demasiadas horas, busca la ayuda de un médico inmediatamente.

Mi esposa todavía me provoca excitación sexual, después de un matrimonio de 40 años, pero cada vez se me hace más difícil llegar al orgasmo. ¿Qué me pasa?

---

consejosemocionales

Cómo sobreponerse a las actitudes negativas

Las actitudes negativas acerca del sexo y de la edad pueden tener un efecto dañino en tu sexualidad y autoestima general. Puedes vencer los estereotipos sexuales negativos por medio de las siguientes ideas:

- Mantente sano y presta atención a tu apariencia.
- Desarrolla un amplio panorama de intereses.
- Coquetea con miembros del sexo opuesto. Aumenta tu confianza.
- Aprende a ver la belleza que yace bajo un rostro o un cuerpo que envejece.
- No rechaces a la vejez.

Esto probablemente pueda deberse a tu edad. Puedes ayudarte incrementando la estimulación de tu cuerpo —por medio de la fricción— y de tus emociones —por medio de la fantasía. Tu esposa puede aumentar la fricción, apretando sus piernas durante la relación sexual.

Encuentro que a mis 60 años no puedo hacer el amor tanto como yo quisiera. El año pasado me casé con una mujer diez años más joven que yo, la cual espera que tengamos una relación sexual plenamente activa. ¿Qué puedo hacer?

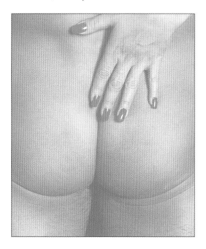

Ella puede tener una relación sexual activa, siempre y cuando no espere que te comportes como un adolescente, con los reflejos de un leopardo y la perseverancia de un semental. Puedes llevarla a la cama por la mañana, al medio día y en la noche y prodigarle enorme placer con tus manos, con tus besos y caricias.

Mi pareja, que tiene 72 años de edad, dice que está convencida que nuestra vida sexual la mantuvo joven en el pasado. ¿Puede esto ser cierto?

La actividad sexual durante la vejez puede definitivamente mantener sanos los órganos sexuales, con capacidad de funcionar perfectamente (por tanto, existe un viejo proverbio que dice "úsalo o piérdelo"). También existe la creencia de que las hormonas y nutrientes que se encuentran en el líquido seminal después de una eyaculación, mantienen a la vagina en un estado húmedo y juvenil —una especie de tratamiento de reposición hormonal intravaginal. A un nivel emocional, el continuar gozando de la intimidad sexual a medida que envejezcas puede ayudarte a sentirte más joven y vital.

¿eres un amante confiado?

Muchos hombres basan la confianza sexual en tener experiencias con muchas mujeres. Lo que realmente necesitas es sentirte abierto y mostrar curiosidad respecto al sexo.

Te despiertas junto a tu amante y mueres por tener sexo. Tú:

- ☐ **A** La besas apasionadamente y le haces una oferta que ella no pueda rechazar.

- ☐ **B** Te acurrucas junto a ella y acaricias su cuerpo hasta que se excite.

- ☐ **C** Le das un besito y esperas que se despierte.

En los juegos preliminares, comienzas por:

- ☐ **A** Besar, acariciar, y excitar sus zonas más sensibles —las conoces bien.

- ☐ **B** Acariciar y manipular sus pezones y su zona genital.

- ☐ **C** Sobar tu cuerpo contra el de ella hasta que sientas que está lista.

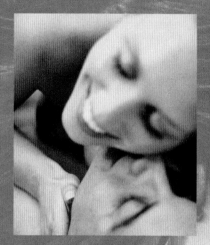

Cuando le estás practicando sexo oral eres:

- ☐ **A** Un genio al hacer girar tu lengua y logras que tu pareja alcance un orgasmo delicioso.

- ☐ **B** Fallido: lo intentas, pero raramente les das un orgasmo.

- ☐ **C** Un visitante ocasional: no lo haces muy seguido porque no estás seguro de que a tu compañera le guste cómo lo haces.

Cuando estás estimulando el clítoris de tu compañera con la mano, tú:

- ☐ **A** Vas al grano: tocas el punto exacto, y logras que tu compañera alcance el orgasmo.

- ☐ **B** Te diriges a una zona aproximada, y esperas que tu compañera guíe tu mano.

- ☐ **C** Intentas evitar la tarea, a menos que te lo pida.

Ella te está masturbando, pero no como te gusta. Tú:

- ☐ **A** Le explicas la manera en que realmente quisieras ser tocado.

- ☐ **B** Le ayudas con tu mano.

- ☐ **C** Le permites que continúe su labor, pues piensas que quizá mejore con el tiempo.

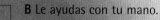

Tu pareja te dice que está a punto de venirse. Tú piensas

☐ **A** Cómo hacer que su orgasmo sea más intenso.

☐ **B** Qué bien, ahora ya podré venirme o recostarme y descansar.

☐ **C** Qué alivio, creí que no lo iba a lograr.

Tienen relaciones sexuales:

☐ **A** En una gran variedad de posiciones, dependiendo de ánimo y del lugar.

☐ **B** En tres o cuatro posiciones distintas.

☐ **C** En una o dos posiciones.

A tu amante le cuesta llegar al orgasmo cuando tienen relaciones. Tú:

☐ **A** Hablas de ello e intentas posiciones y técnicas que puedan ayudar.

☐ **B** Le echas más ganas al hacer el amor.

☐ **C** Esperas que las cosas mejoren en el futuro.

Respecto al punto G de tu amante, tú piensas:

☐ **A** Que para ambos será divertido buscarlo.

☐ **B** Que si lo descubres por casualidad está bien, pero si no, ¿qué más da?

☐ **C** Que no sabes cómo localizarlo.

Cuando se trata de dar el primer paso para hacer el amor, tú:

☐ **A** Tomas la iniciativa, pero también te gusta que ella lo haga.

☐ **B** Prefieres que cualquiera de los dos siempre inicie el jugueteo sexual.

☐ **C** Tienes un patrón de comportamiento sexual fijo y no te gusta que varie.

Si tu amante quiere detener el acto sexual antes de que hayas alcanzado el orgasmo, tú:

☐ **A** Le pides que te estimule manual u oralmente, hasta venirte.

☐ **B** Acabas por satisfacerte solo.

☐ **C** Te detienes; puedes intentarlo más tarde.

RESPUESTAS

Si obtienes una mayoría de respuestas A, tal parece que sabes bien cómo hacer feliz a tu compañera en la cama y asegurarte de que su vida sexual sea satisfactoria y variada. Sabes cómo estimular a tu pareja y tienes la paciencia para aprender qué necesita —y hacerlo. Tienes confianza en ti y permites que ella tome la iniciativa. Pero no caigas en la trampa de creer que lo sabes todo —siempre es posible aprender algo nuevo.

Si obtienes una mayoría de respuestas B, puede decirse que, aunque te gusta mucho el sexo y deseas que tu pareja se sienta complacida, no siempre estás seguro de qué es lo que ella desea o necesita. Estás dispuesto a probar cosas nuevas, pero a veces te falta la confianza y la paciencia para llevarlas a cabo. A pesar de que tu vida sexual es bastante satisfactoria, no siempre sucede así con tu pareja. Intenta recibir sus consejos, pues así convertirás su vida sexual en una verdadera sociedad compartida.

Si obtienes una mayoría de respuestas C, harías bien en relajarte un poco en todo lo que a sexo se refiere. Eres un individuo muy sensible y tiendes a evitar las áreas en las que no te sientes seguro. Experimenta y habla con tu compañera; descubrirás que sabes mucho más acerca de su cuerpo de lo que te imaginas.

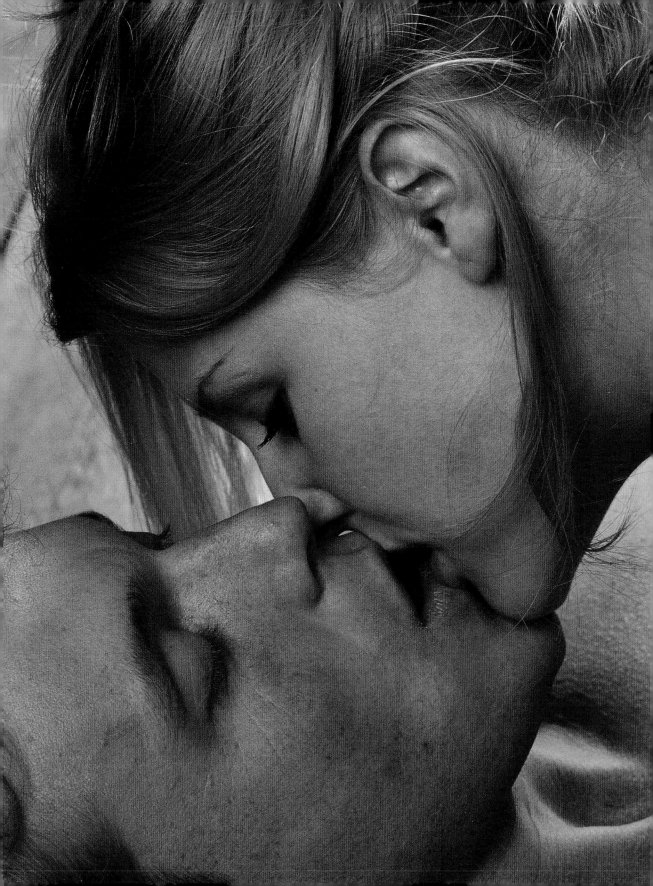

preguntas
de mujeres

Las respuestas sexuales de las mujeres cambian a lo largo de su vida e, incluso, de una relación a otra. El comprender tu sexualidad puede ayudarte a gozar tu cuerpo y a tener una vida sexual satisfactoria, sin importar que tengas 20 ó 70 años.

Autoestima sexual

Mi novio me abandonó por una mujer mucho más glamorosa. Me siento poco atractiva y aburrida. ¿Cómo podré conocer a alguien más?

Firmemente creo que la apariencia no es la única responsable de atraer la atención de los hombres —lo que realmente los atrae es una especie de chispa interna. Sin embargo, no te hará daño sentir que te ves bien, y si te sientes contenta con tu apariencia, ¡tu chispa interna tendrá una mayor y mejor oportunidad de salir a flote! Lleva una vida sana y, por favor, no le otorges demasiada importancia a los aspectos negativos de tu apariencia.

Mi pareja pierde su erección muchas veces ¿Será porque no me encuentra lo suficientemente sexy?

Esto es perfectamente normal, suele sucederle a la gran mayoría de los hombres. Habla con él, y si no está preocupado, intenta concentrar tus

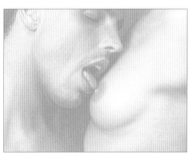

esfuerzos en acrecentar tu propia autoestima sexual.

Soy demasiado tímida como para pedir lo que deseo en la cama. ¿Qué hago?

Necesitas practicar algunos ejercicios de autoestima. Haz una lista de las diez cosas que te gustaría cambiar en tu vida por orden de dificultad. Luego, ve resolviéndolas. Esto te dará confianza. Cuando llegues al tema sexual, formula tus peticiones con algunas alabanzas: "Pienso que tocas mis pechos muy bien. Me gustaría que tocaras mi clítoris de la misma manera."

Siempre me pongo nerviosa e inhibida en la cama y la mayoría de los hombres se dan por vencidos con rapidez. ¿Qué hago?

Explicarles a tus nuevos amantes que te sientes atemorizada de dejarte ir y que necesitas de su apoyo. O diles que necesitas más tiempo antes de incurrir en relaciones sexuales. También esfuérzate por tener más confianza en ti. (Ve el ejercicio "sí/no" de la pág. 98.)

Los pechos y los genitales

endetalle

Dolor durante el coito

Dispaurenia es el nombre médico que se le da al dolor durante el coito. Si lo padeces, consulta a tu médico. Algunas causas de la dispaurenia son:

• Tu vagina no está suficientemente lubricada. Asegúrate de que te sientas "preparada" antes de ser penetrada.

• La penetración profunda puede golpear uno de los ovarios y causar dolor. Intenta cambiar de posición sexual.

• Tus músculos vaginales se tensan o te provocan espasmos dolorosos cuando intentas realizar el coito. Consulta a tu médico.

• Recientemente se te ha realizado una episiotomía. Espera hasta que la zona vaginal haya sanado antes de intentar el coito.

• Las glándulas que se encuentran a ambos lados de la vagina se encuentran adoloridas, irritadas e inflamadas (bartolinitis) y debe ser tratada por un médico.

• Sufres de algún problema ginecológico. Consulta a tu médico.

• Has mantenido relaciones sexuales frecuentes y tus genitales están irritados. Date un descanso.

• Tu himen aún se encuentra intacto. Si no se rasga de manera natural, busca el consejo de tu médico.

Uno de mis pechos es más grande que el otro. ¿Es esto normal?

Es muy común que un pecho o un pezón tenga una forma distinta del otro y que su tamaño también varíe. Los pechos son de todos los tamaños y de todas las formas — es normal que existan ciertas inconsistencias.

Tengo pechos muy grandes y me preocupa que los hombres sólo se interesan en mí a causa de esto. ¿Qué puedo hacer?

Esto les sucede a muchas mujeres. Hay varias cosas que puedes hacer: vestirte de manera que disimules tus senos. Hablar con tu pareja respecto a tu preocupación. Intentar el sistema "esperemos y veamos" —y así podrías descubrir cuáles son las verdaderas intenciones de algún hombre en particular. Sólo como último recurso podrías pensar en realizar una cirugía correctiva.

Me siento avergonzada de mis pechos, que ya cuelgan. ¿Hay algo que pueda hacer?

A medida que una mujer envejece, los tejidos de sus pechos se vuelven menos densos y los ligamentos pectorales pierden elasticidad. Estos cambios provocan que los pechos cuelguen. Puedes brindar soporte a tus pechos con un sostén profesional, de buena calidad, y que se ajuste bien. Pero es importante saber que no existe lo que se considera un "pecho perfecto" —aunque los medio de comunicación parezcan decir lo contrario. Trata de no preocuparte.

Soy tan plana, que ni siquiera necesito usar sostén. ¿Acaso los hombres encuentran esto poco atractivo?

Debido a que los medios de comunicación y la sociedad misma prestan tanta atención a los pechos, se acrecienta el número de mujeres que se sienten inseguras, ya que sus pechos no corresponden al estereotipo ideal. Afortunadamente, los hombres tienen una gran variedad de preferencias en cuanto a pechos. Que no te preocupe el hecho de ser plana. El tamaño de los pechos rara vez determina la calidad de las relaciones sexuales. Considera la cirugía correctiva sólo como último recurso.

Mi novio dice que mis senos se sonrojan cuando estoy a punto de venirme. En ocasiones, el rubor se extiende hasta mi cuello y mi rostro. ¿Es esto normal?

Sí, es perfectamente normal y generalmente se le denomina "rubor sexual" (ver el recuadro de la página 74, donde se marcan los pasos hacia el orgasmo). Siéntete orgullosa del hecho de que respondes muy bien a todos los estímulos sexuales. Observa el cuerpo de tu novio durante el coito —algunos hombres también se ruborizan.

Mi vello púbico crece en el interior de mis muslos y hasta el ombligo. ¿Qué puedo hacer?

Regocíjate de saber que este vello indica que tu libido es muy desarrollada. Las mujeres que tienen mucho vello corporal, que tienen tendencia a desarrollar acné o cuya piel tiende a ser grasosa, generalmente son personas que poseen grandes cantidades de testosterona natural. Este hecho no sólo te prodiga una libido muy desarrollada, sino que implica también que te resulta fácil alcanzar la excitación y el

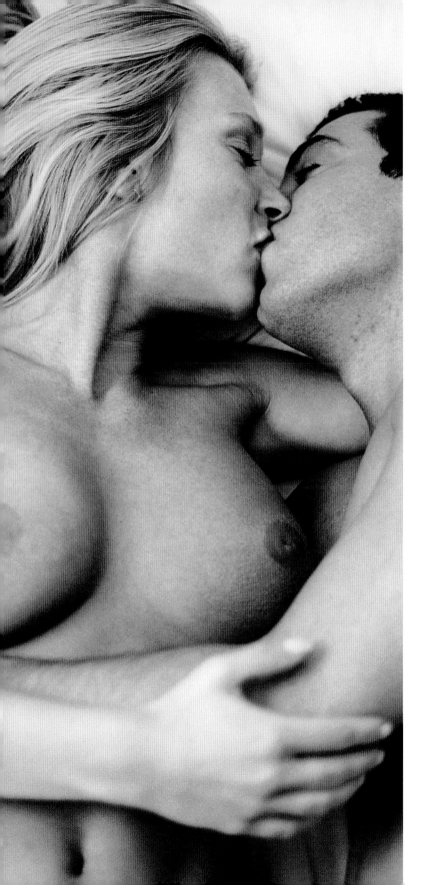

consecuente orgasmo. Si decides depilar el vello corporal, escoge un medio que te brinde resultados duraderos, como puede ser la cera. Los casos severos pueden ser combatidos con tratamientos de rayos láser.

Mi amante dice que mi vagina es demasiado grande. ¿Qué puedo hacer?

Intenta insertar un dedo dentro de tu vagina y luego trata de "prensarlo" por medio de la contracción de tus músculos vaginales (como si quisieras retener la orina); si el movimiento que sientes con tu dedo es leve, todo está bien —no necesitas preocuparte. Hay algunos ejercicios, (ver la página 67) que puedes practicar fácilmente. También deberías saber que los hombres que sufren dificultades para tener o mantener una erección suelen quejarse del tamaño de la vagina. Apostaría a que si ayudas a tu novio a lograr una erección más potente, brindándole algunos sensuales masajes genitales, él dejará de quejarse.

Mis genitales me resultan feos, ¿qué puedo hacer?

No te preocupes, existen tantas apariencias o estilos de genitales como de rostros, y ninguno es más bello o más feo que otro.

Deseo descubrir si tengo un punto G. ¿Qué es, exactamente, y acaso es cierto que uno puede eyacular a través de él?

La G viene de Grafenburg. Ernst Grafenburg fue el ginecólogo alemán que localizó e identificó una sensitiva zona erógena que se encuentra aproximadamente a dos terceras partes en el interior de la vagina. Si se presiona de cierta manera, el punto G puede provocar rápidamente un orgasmo en algunas mujeres y, en el caso de unas cuantas, provocar una "eyaculación" de un líquido pálido. Existe mucha controversia respecto a este fluido —algunos expertos dicen que sólo se trata de orina, mientras que otros más dicen que se trata de un líquido similar al líquido prostático. Puede resultar bastante difícil que tú misma toques tu punto G, es mucho más fácil que lo logre tu compañero (ver la página 49).

Mi exnovio solía decirme que mis genitales olían mal. Me lavo meticulosamente y no puedo oler nada, pero esto me ha puesto tan nerviosa que tengo miedo de acercarme a nuevos hombres. ¿Acaso es posible que me haya contagiado de una enfermedad de transmisión sexual?

Es posible, pero poco probable. Para descartar esto, visita a tu médico o acude a una clínica local que se dedique a las enfermedades de transmisión sexual, de manera que obtengas un diagnóstico profesional. Si no padeces una de estas enfermedades y, en efecto, lavas diariamente tu vulva y tu perineo con agua y jabón neutro, entonces es posible que tu excompañero padezca de una aversión natural a los olores corporales. Deberías considerar que esto es más un problema suyo y no debes permitir que se convierta en un problema tuyo. Afortunadamente, la mayoría de los hombres se excitan con el aroma de una mujer.

Durante el coito, mi vagina hace sonidos que se asemejan a los gases. Esto me produce mucha vergüenza. ¿Cómo puedo prevenirlo?

Muchas otras mujeres experimentan lo mismo. Este efecto es causado por el aire que entra a tu vagina durante el coito. Puedes hacer un esfuerzo por notar cuáles posiciones te provocan más "gases vaginales". La mejor manera de tratar este asunto es tomarlo a broma y simplemente reir.

Mi novio tiene un pene enorme. Aún no he hecho el amor con él, pero tengo miedo de que me cause daño. ¿Existe alguna posición especial para nuestro caso?

Quizá sería conveniente que evitaras posiciones que permiten que el miembro penetre profundamente, y esto incluye la "posición misionera" y la posición estilo "perrito". Un método que puedes emplear para crear más espacio es acostarte sobre tu espalda, con tus piernas estiradas al frente, cerrando firmemente el espacio entre ambas. Esto

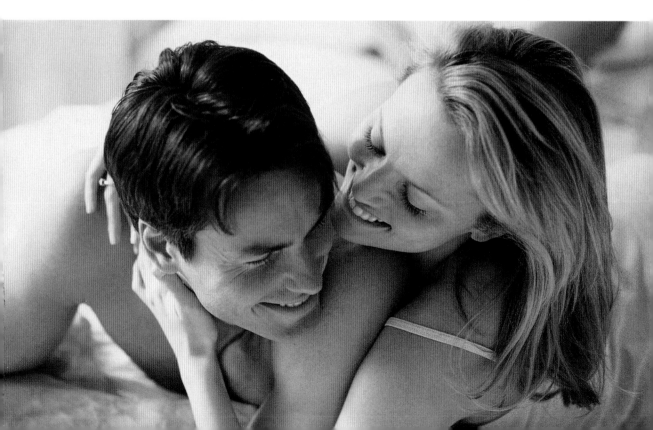

significa que él estará penetrando con su pene, desde tus piernas hasta tu vagina. Si asumen una posición de costado, frente a frente, descubrirán que les brinda más espacio. Otra opción es colocarte encima de tu novio para que puedas controlar la profundidad de la penetración.

Cuando intento hacer el amor, mi vagina se tensa a tal punto que mi novio no puede siquiera penetrarme. Yo realmente lo amo y lo deseo. ¿Cuál es el problema?

Padeces de lo que se llama vaginismo; esto provoca espasmos involuntarios de la vagina y los expertos creen son causados por la mente como resultado de algún evento traumático del pasado. Un terapeuta puede ayudarte a sobreponerte a este problema, al enseñarte cómo insertar aparatos "seguros", objetos cilíndricos (conocidos como entrenadores vaginales) dentro de tu vagina. Se comienza por usar entrenadores pequeños y, gradualmente, se comienza a usar unos más grandes, de manera que tú y tu vagina se vayan acostumbrando a los distintos grados de penetración. A veces, aunque no siempre, sirve hablar acerca de las angustias que te causan el sexo y la penetración.

Mi novio y yo hemos estado intentando hacer el amor desde hace casi un mes y aún no logra penetrarme. ¿Así, cómo voy a perder mi virginidad?

Observa tus genitales de cerca, con ayuda de un espejo, de manera que puedas darte cuenta si tu vagina está abierta o está oscurecida por una membrana delgada. Si puedes ver una membrana, éste es tu himen y necesita ser rasgado para que puedas ser

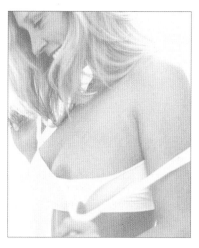

penetrada. Cuando resulta demasiado difícil rasgar el himen durante un coito normal (como es tu caso), entonces se requiere de ayuda médica. Pídele consejo a tu médico. Si tu himen ya se rasgó, entonces significa que padeces de vaginismo (ver la pregunta anterior).

consejossexuales

Los ejercicios Kegel

Los ejercicios pélvicos o ejercicios Kegel (nombrados así en honor del médico que los inventó, el Dr. Arnold Kegel) son ejercicios que se recomiendan generalmente antes y después del parto, pero en cualquier momento pueden realizarse para fortalecer el tono muscular de la pelvis y de la vagina, y mejorar. Quizás requieras de alrededor de seis semanas para comenzar a sentir sus beneficios.

1. Localiza el músculo PC (Pubococcígeo). Para hacerlo, siéntate en el retrete y orina. Luego retén la orina. (Ahí está.)

2. Aprieta el músculo PC durante tres segundos, luego relájalo por otros tres segundos. Haz esto diez veces al día.

3. Refina el ejercicio al imaginar que tu vagina es un elevador y que el músculo PC es un mecanismo por medio del cual puedes detener el ascensor en cada piso. Sube el elevador tres pisos, deteniéndote en cada uno, y luego desciende en el elevador, deteniéndote nuevamente en cada piso. Practica esto tres veces al día.

Dato sexual

El clítoris se asemeja al pene en su estructura. A pesar de que sólo es visible su punta rosada, por estar hundida en el cuerpo, el clítoris tiene un glande y un tronco.

La masturbación

¿Es normal que las mujeres se masturben?

Las mujeres de todas las edades, ya sean casadas, solteras, que cohabiten con alguien o que mantengan relaciones sexuales ocasionalmente, gozan de los beneficios de la masturbación. La masturbación femenina no es solamente aceptada como una manera sana y gozosa de expresar los sentimientos sexuales, sino que también es una excelente forma de conocer tu cuerpo y sus respuestas, de manera que puedas ofrecer este conocimiento a tus compañeros sexuales, presentes y futuros.

¿Cómo se masturban las mujeres?

Las mujeres se masturban de maneras muy diversas. Snere Hite fue la primera persona en interrogar a un gran número de mujeres acerca de sus técnicas masturbatorias favoritas (y también acerca de muchos otros aspectos de la sexualidad femenina). Los resultados de sus encuestas fueron publicados en *The Hite Report* en 1976. Ella descubrió que, a pesar de que muchas mujeres se masturban al rozar su clítoris con los dedos, existían ciertos refinamientos de este mismo método. Por ejemplo, una mujer puede insertar un dedo o un pene artificial dentro de su vagina al tiempo que soba su clítoris, o también puede acariciar al mismo tiempo tanto sus pechos como su ano. Algunas mujeres estimulan el clítoris con un vibrador o con el chorro de agua de la regadera. Unas cuantas mujeres se masturban al cruzar sus piernas y apretar sus muslos rítmicamente o al apretar su clítoris contra un objeto suave como una almohada, por ejemplo.

Nunca antes me he masturbado, pero quisiera intentarlo. ¿Por dónde comienzo?

Primero, asegúrate de que tengas tiempo para relajarte en un ambiente de intimidad absoluta. Comienza por darte un baño relajante. Mientras te enjabonas, desliza tus manos por todo tu cuerpo, saboreando las sensaciones que nacen al deslizar tus dedos por tu piel. Después del baño, date un masaje sensual con aceites naturales. No toques tus genitales todavía —concéntrate en tocar y acariciar zonas erógenas tales como tu vientre, tus nalgas, tus labios y tus pechos. Si lo deseas, puedes comenzar a fantasear. Ahora dirige tus manos hacia tus genitales. Simplemente masajéalos de la misma manera en que masajeaste el resto de tu cuerpo. Toma nota de cualquier sensación agradable y comienza a laborar sobre ella, centrando tu atención en los puntos que parecen especiales. Si alcanzas un orgasmo, está bien, pero esto no debe ser la meta de este ejercicio.

uncaso

"Como broma, una de mis amigas me compró un vibrador."
Jenny, 25 años

He tenido dos noviazgos serios y por el momento soy soltera. Nunca me fue fácil lograr un orgasmo durante las relaciones sexuales y sólo lo logré ocasionalmente con mis dos exnovios —y éso, sólo en ciertas posiciones. Me gustaba el sexo, pero siempre me pareció un poco anticlimático, ¡literalmente! En el pasado, he intentado masturbarme, pero siempre me sentí demasiado inhibida y abandonaba el intento antes de llegar al orgasmo. Luego, para el día de mi cumpleaños, como broma, una de mis amigas me compró un vibrador. Después de dejarlo refundido en un cajón durante varias semanas, finalmente sentí ganas de probarlo. Su efecto era realmente muy agradable —lograba que me excitara de inmediato y hasta logré tener un orgasmo. El vibrador cambió mi actitud hacia la masturbación.

Anne responde:

" *De acuerdo con el* Hite Report, *es común que las mujeres se sientan incómodas, inhibidas e incluso culpables de masturbarse, a pesar de que gozan las sensaciones y la liberación sexual que ofrece la masturbación. La masturbación no sólo da confianza y libertad sexual —también significa que en su próxima relación, Jenny podrá enseñarle a su pareja cómo suele ella estimularse, de manera que ya no se vea obligada a depender sólo de un orgasmo ocasional durante el coito.* "

La próxima vez que te estimules, sigue la misma fórmula pero pasa menos tiempo en el resto del cuerpo y dedica mayor atención a tus genitales. Continúa laborando más sobre aquellos puntos que parecen especialmente sensibles. Si los sentimientos de placer se vuelven intensos, sigue adelante hasta que alcances un orgasmo. Si no logras un orgasmo después de practicar el auto-masaje varias veces, intenta repetir la técnica, sólo que esta vez usa un vibrador.

¿Por qué obtengo orgasmos mucho más potentes cuando me masturbo que cuando hago el amor?

Esto es normal —el pene no estimula el clítoris de manera muy eficiente durante el coito. De hecho, la mayor parte de las mujeres no pueden llegar al orgasmo sólo a partir del coito. En contraste, los dedos han sido diseñados idealmente para estimular el clítoris.

¿Cómo puedo enseñarle a un hombre cómo masturbarme?

Los famosos investigadores sexuales norteamericanos Masters y Johnson sugieren que las parejas deben sentarse apoyados contra cojines, con la mujer entre las piernas del hombre, y con su espalda reclinada contra el cuerpo de él. La mujer estimula sus genitales con su propia mano y luego la sustituye por la de su pareja. Ella coloca su mano encima de la de él, para dirigir sus movimientos, la velocidad y la profundidad de la presión que ejercen sus dedos. De esta manera, el hombre puede ver y sentir qué tipo de estímulo es el que más le gusta a su mujer.

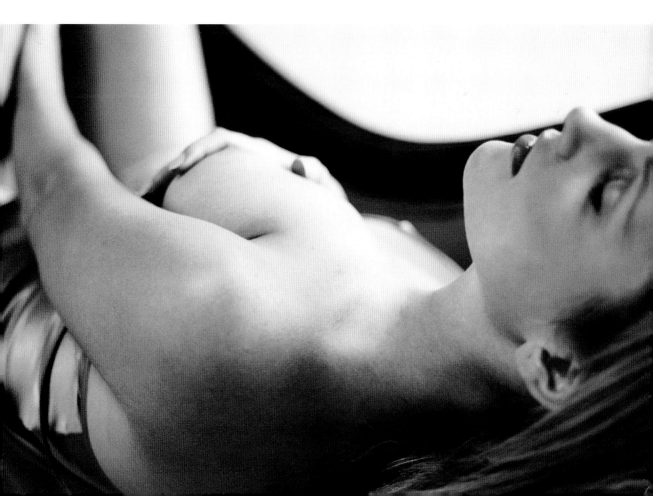

Cómo alcanzar el orgasmo

¿Qué se siente al tener un orgasmo?

Algunas mujeres describen sentimientos intensos de placer erótico, que se centran en el clítoris; otras describen oleadas de placer sensual que fluyen por todo el cuerpo. El orgasmo puede ser una experiencia tanto emocional como física. Se describe como una acumulación y liberación de la presión sexual, una sensación de tensión en el clítoris y/o en la vagina; o simplemente como la liberación que se da cuando uno se rasca la comezón intensa. Algunas personas (y no todas mujeres), pueden sentir las contracciones musculares que suceden en la vagina durante el orgasmo.

¿Cuánto dura un orgasmo?

Los investigadores sexuales que han estudiado la fisiología del orgasmo femenino, dicen que la mayor parte de las mujeres experimentan orgasmos que duran quince segundos e incluso menos. Durante este tiempo, la vagina se contrae rítmicamente a intervalos de 0.8 segundos. Generalmente se dan

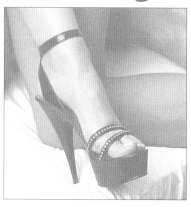

entre tres y quince contracciones de este tipo —el intervalo entre las contracciones se alarga al final del orgasmo. Sin embargo, ésta es una descripción extremadamente clínica de lo que es un orgasmo y muchas mujeres dirían que los sentimientos de excitación intensa que antecede al orgasmo y el brillo que ilumina el cuerpo después de alcanzado, hacen difícil cuantificar en términos de tiempo.

¿Cómo alcanzan el orgasmo la mayor parte de las mujeres?

La mayor parte de las mujeres necesitan estimulación directa y constante en el área en torno al clítoris para llegar al orgasmo. La estimulación puede ser producida por un vibrador, por tu propia mano o la de tu amante, o por su lengua. También existen muchos otros juguetes sexuales y herramientas masturbatorias (improvisadas o especialmente diseñadas). Para llegar al clímax durante el coito, la mayor parte de las mujeres necesitan de mucha fricción en el clítoris, ya sea restregándose contra el pene del amante o contra su cuerpo.

¿Cómo puedo obtener orgasmos más intensos?

Al asegurarte de estar totalmente excitada durante tu recorrido hacia el orgasmo. Quizá descubras que el fantasear durante el encuentro sexual te brinda un orgasmo mucho más potente y placentero. El sumergirte en tus fantasías también puede ayudarte a olvidar tus posibles inhibiciones, y esto mismo puede acrecentar el orgasmo. Otros consejos incluyen hacer un ruido durante el encuentro sexual o hacer cualquier cosa que aumente el erotismo, como hacer el amor ante un espejo o ataviarse con prendas sensuales (ver el capítulo 5).

endetalle

El orgasmo vaginal y el orgasmo de clítoris

Las teorías psicológicas anticuadas dicen que un orgasmo vaginal es mejor que el que se obtiene por vía del clítoris, el cual se considera superficial, inmaduro y que se experimenta sólo localmente. En los últimos 30 años los terapeutas sexuales han declarado muy claramente que cualquier tipo de orgasmo es fantástico y que existen muchos diferentes tipos. Se puede sentir un

orgasmo en prácticamente cualquier lugar —se cree que el clítoris recibe y transmite sensaciones al resto del cuerpo. También, muchas mujeres sienten sensaciones orgásmicas tanto en el clítoris como en la vagina, lo cual hace inaceptable dividir los orgasmos vaginales y de clítoris en dos experiencias absolutamente distintas.

Mi amiga dice que puede alcanzar varios orgasmos en un solo encuentro. Yo también quisiera lograr esto. ¿Cómo puedo hacerlo?

Antes que nada, debes saber que no todas las mujeres pueden alcanzar orgasmos múltiples. Así que, si no puedes lograrlo, no te sientas mal —más bien, valora lo que tienes en vez de añorar lo que te falta. El secreto para alcanzar orgasmos múltiples es continuar estimulándote sexualmente después de haber alcanzado el clímax. Si te tomas un descanso entre orgasmo y orgasmo, permites que tu cuerpo se relaje y luego vuelves a estimularte, no es lo mismo que un orgasmo múltiple. En el *Hite Report*, este tipo de orgasmo se conoce como orgasmo secuencial.

¿Cuántos orgasmos seguidos puede uno experimentar?

Es posible continuar indefinidamente, pero es posible que descubras que te agotas o que tu clítoris se irrita o pierde sensibilidad. Algunas mujeres pueden gozar de dos o tres o incluso diez orgasmos seguidos. En teoría, ¡el cielo es el límite!

No puedo soportar que mi clítoris sea tocado después de haber alcanzado un orgasmo. ¿Es ésto normal?

¿Qué significa si...

yo podía alcanzar el orgasmo con mi novio anterior, pero no con mi compañero actual?

• Tu novio actual es un amante menos hábil que tu excompañero y aún no realiza todo lo necesario para estimularte plenamente.

• Te has acostumbrado a un cierto patrón sexual y amatorio, y necesitas tiempo para ajustarte a tus nuevas condiciones.

• No confías plenamente en tu nueva pareja y todavía no te "abandonas al placer" durante sus encuentros sexuales —necesitan hablar para establecer confianza.

• Todavía añoras a tu exnovio y quizás necesitas un periodo de duelo antes de iniciar una nueva relación sexual.

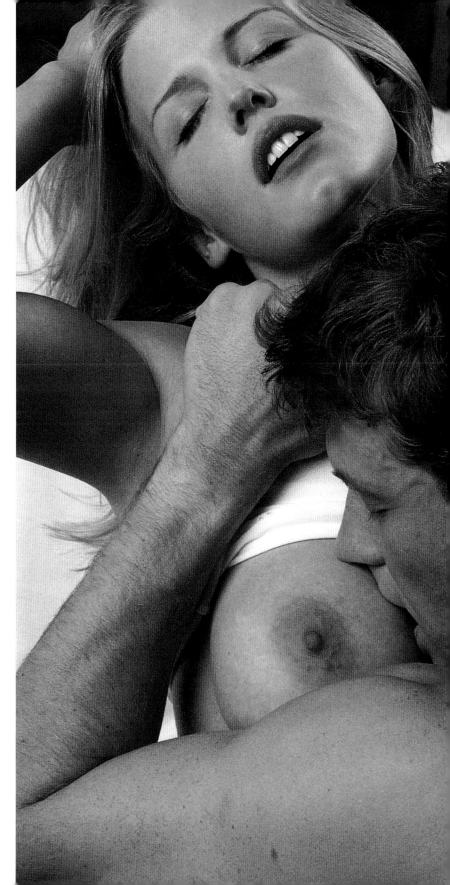

Sí, es normal que el clítoris alcance una hipersensibilidad después de haber logrado el orgasmo. Se requiere de un tiempo variable para que esta sensación se desvanezca. No todas las mujeres pueden seguir después de haber alcanzado el clímax.

¿Puedo sufrir algún daño físico si me excito pero no alcanzo el orgasmo?

No. Es posible que experimentes una especie de tensión incómoda o congestión en tu pelvis y genitales (o en todo el cuerpo). Esto se debe a que, cuando uno se excita, aumenta el flujo de sangre hacia los genitales y los órganos pélvicos. Si no llegas al orgasmo, esta sensación tardará un poco en desaparecer, pero no causa daño alguno al cuerpo. Las reacciones emocionales pueden ser tan visibles como las físicas. Por ejemplo, si se retira el estímulo justo en el momento en que estás por tener un orgasmo, puede ser que termines por sentirte engañada, frustrada o resentida.

Me toma mucho tiempo alcanzar un orgasmo —por lo menos 40 minutos. Mi compañero acaba agotado. ¿Cómo puedo acelerar el proceso?

Sería bueno que aprendieras a tener una noción más clara de la regulación del tiempo. Yo sugeriría que ambos prolongaran conscientemente el jugueteo preliminar y que inicien el coito sólo cuando ya sientas que has llegado al "punto de no retorno". Esto acortará la duración del coito y hará que tu compañero ya no se sienta tan presionado físicamente. Si te place, también podrías emplear un vibrador: experimenta colocando el vibrador entre ustedes dos, de manera que haga vibrar las zonas más importantes durante el coito. ¡Es posible que tu novio también derive placer de esta experiencia!

Me cuesta mucho trabajo relajarme cuando hago el amor con mi novio. Me excito, pero

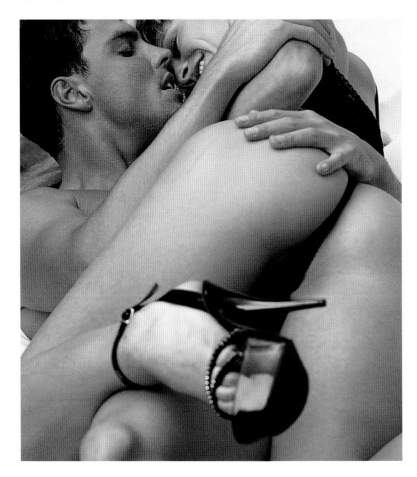

¿Qué significa si...
me vengo muy rápido?

Algunas mujeres alcanzan el orgasmo con gran rapidez, ya sea durante la masturbación, durante el coito, o en ambos. Esto no debería presentar problema alguno, porque el sexo puede continuar después de que una mujer ha tenido un orgasmo y ella puede tener más orgasmos si así lo desea. Los hombres, en contraste, necesitan tiempo para tener otra erección después de eyacular. Alcanzar un orgasmo rápidamente puede suceder ocasional o habitualmente, y puede significar que:

● Recibes la suficiente estimulación adecuada de clítoris.

● Recibes un trato amoroso adecuado.

● El ambiente o la situación en los que te encuentras son extremadamente excitantes o eróticos.

● Las hormonas, naturales o artificiales, te predisponen a alcanzar el clímax rápidamente.

no alcanzo el clímax. ¿Entonces, a qué se debe que logro tener orgasmos por mi propia cuenta?

Probablemente te sientas inhibida al estar con tu novio. Quizás tu atención se centra en tu apariencia o en los sonidos que produces al aproximarte al orgasmo. Podría ser que tienes miedo de perder el control en presencia de tu novio. Es posible que te sea de gran utilidad un ejercicio de terapia sexual conocido como *sensate focus* (ver la página 77). Este ejercicio se emplea para resolver una gran variedad de problemas sexuales. Por medio de él, una pareja se dedica a tocarse y masajearse mutuamente, intercambiando información acerca de lo que les gusta y qué no. Lo más importante es no presionarte para tener un orgasmo. En muchas ocasiones, el retirar la presión de desempeño en los encuentros sexuales basta para resolver el problema.

No puedo sentir orgasmos, pero mi novio me asegura que sí los tengo; dice que ve cómo mi vagina se contrae. ¿Podría ésto ser cierto?

Sí, es posible. Es probable que tú seas una de esas pocas mujeres que experimentan una especie de orgasmo anestesiado. Nadie sabe a qué se debe. Una posibilidad es que el orgasmo produce temor y, por lo tanto, la mujer bloquea las sensaciones. Yo sospecho que también existe una causa física que, hasta el momento, es desconocida.

No logro alcanzar el clímax ni siquiera cuando mi compañero me masturba con la mano. ¿Qué me pasa?

Podrían existir varias razones que expliquen las dificultades que experimentas en obtener un orgasmo.

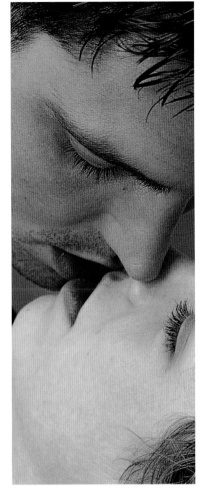

¿Eres capaz de alcanzar el orgasmo por tu propia cuenta? Si la respuesta es negativa, ¿has probado los beneficios de un vibrador? Es posible que necesites ser estimulada a mayor velocidad de la que ofrecen las manos. Si el vibrador te procura el orgasmo, intenta usarlo cuando hagas el amor con tu novio. Un reducido número de mujeres sufren de dificultades extremas al obtener un orgasmo, ya sea debido a un estado de extrema inhibición o porque poseen naturalmente un bajo nivel de testosterona. En los casos en que se padece de inhibición extrema, pequeñas cantidades de alcohol pueden ayudar a

la mujer a relajarse, lo mismo que un medicamento llamado fentolamina. Si se sufre de niveles bajos de testosterona, se recomienda el uso de un gel hormonal (ver la página 74), que puede ayudarte a obtener un orgasmo.

Mi compañero se siente molesto si no alcanzo el orgasmo cuando hacemos el amor. Realmente me siento como si hubiera fallado de alguna manera. ¿Es perdonable que a veces lo finja?

Si finges un orgasmo, efectivamente le estás enseñando a tu pareja la manera

en**detalle**

Por qué es difícil alcanzar el orgasmo durante el coito

La mayoría de las mujeres no alcanzan el orgasmo durante el coito debido a la posición que tiene el clítoris en relación a la vagina. Mientras que el clítoris se localiza en la parte superior (o parte frontal) de los genitales femeninos, la vagina se sitúa en la parte inferior (o trasera). Esto significa que los movimientos del pene durante el coito estimulan al clítoris sólo de manera indirecta. Son pocas las mujeres, quizá 30 por ciento, que alcanza el orgasmo regularmente a través de la penetración del pene. El otro 70 por ciento de las mujeres necesitan una ayuda adicional —alrededor de 55 por ciento de esas mujeres emplean sus dedos o un vibrador. Según han demostrado los estudios este aparato —por la estimulación y la vibración alta que produce en el área del clítoris— ayuda a muchas mujeres a alcanzar el orgasmo.

endetalle

Camino al orgasmo

El ciclo de respuesta sexual es muy similar entre mujeres y hombres. Consiste en tres etapas: el deseo, la excitación y el orgasmo. El deseo se centra en los sentimientos preliminares de atracción e interés. La excitación sexual tiene varios signos: la vagina comienza a lubricarse, se alarga, se distiende y sus capilares se llenan de sangre; los labios de la vulva se hinchan y obscurecen y el tronco del clítoris se yergue. Muchos de los músculos se tensan, y los pechos y los pezones se agrandan. En el punto culminante de la excitación, 75 por ciento de las mujeres desarrollan un "rubor sexual" —una irritación cutánea que se extiende por la caja torácica y el pecho. También durante las últimas etapas de la excitación, la tercera porción de la vagina se cierra un poco; esto ayuda a que la vagina tenga mejor fricción con el pene durante el coito. El clítoris puede prácticamente desaparecer, pues se hunde dentro de la carne hinchada.

Durante el orgasmo, la respiración de una mujer es por lo menos tres veces más rápida que lo normal. Su corazón late al doble de su ritmo normal y la presión sanguínea aumenta una tercera parte. La mayoría de los músculos corporales se tensan. El orgasmo comienza con contracciones en la vagina —y luego éstas pueden extenderse hacia arriba, hasta el útero. Tras el orgasmo, el cuerpo regresa rápidamente al estado anterior a la excitación.

equivocada de hacerte el amor. Si él cree que estás satisfecha, pensará que está realizando bien sus funciones amatorias y, por tanto, no tendrá ningún incentivo para cambiar. Si, por otro lado, sabe que necesitas un distinto tipo de estimulación, entonces cabe esperar que realizará ciertos ajustes a su desempeño sexual. Sin embargo, tu compañero también necesita comprender que quizás no siempre necesites llegar al orgasmo para gozar del sexo. Él debería aprender a aceptar este hecho y no cargarte de culpas. Si sospechas que se siente ineficiente cuando no alcanzas el orgasmo, explícale que existen momentos en tu ciclo menstrual cuando es natural que te sientas muy cargada de energía sexual (ver página 76), pero que también existen otros momentos en que no es así. Dile que tu falta de orgasmo no tiene nada que ver con él y que todo tiene que ver con tu química hormonal. Pero evita fingir un orgasmo —esto puede conducir a otro tipo de problemas.

Se me ha hecho una costumbre fingir un orgasmo. ¿Cómo puedo romper este hábito instintivo?

Probablemente temes que tu amante te rechace si no puedes responder orgásmicamente. (Por favor examina este miedo cuidadosamente. Si tu pareja llegara a rechazarte, entonces no es el tipo adecuado para ti.) Para mejorar tu relación, inevitablemente tendrás que tomar un riesgo. Intenta estimularte con tus dedos. Si puedes alcanzar el orgasmo por tu propia cuenta, pide a tu pareja que incorpore algunas habilidades manuales a sus técnicas amatorias. Si desea saber por qué le pides esto, díle que sabes bien que el resultado de sus encuentros sexuales será mucho más satisfactorio de esta

endetalle

El gel de testosterona

La testosterona es la hormona responsable de las respuestas sexuales, del deseo, de la excitación y de la sensibilidad sexual, tanto en el caso de los hombres como de las mujeres. Algunas mujeres nacen con niveles muy altos de testosterona (y, como resultado, su actividad sexual es muy intensa); la gran mayoría de las mujeres poseen una cantidad promedio de esta sustancia; y otras más nacen con niveles muy bajos de testosterona, lo cual hace que no respondan sexualmente con intensidad. Este último grupo de mujeres usan testosterona suplementaria. Se puede conseguir actualmente en la forma de gel dérmico, que se aplica directamente sobre la piel —ésta es una forma segura de administración de la hormona, pues entra directamente al torrente sanguíneo, sin pasar por el hígado.

manera. Como alternativa, podrías intentar usar los dedos durante el coito. Dile a tu pareja que en los últimos tiempos tu respuesta a los avances sexuales se ha visto disminuida y que deseas incrementar tu excitación. Por cierto, una pequeña proporción de mujeres a las que se les dificulta alcanzar el clímax han descubierto que el uso de testosterona puede ayudarles a mejorar sus respuestas sexuales.

Si en el futuro inicias una nueva relación amorosa, haz lo posible por ser muy honesta, desde un principio, acerca de tus necesidades y tus respuestas sexuales.

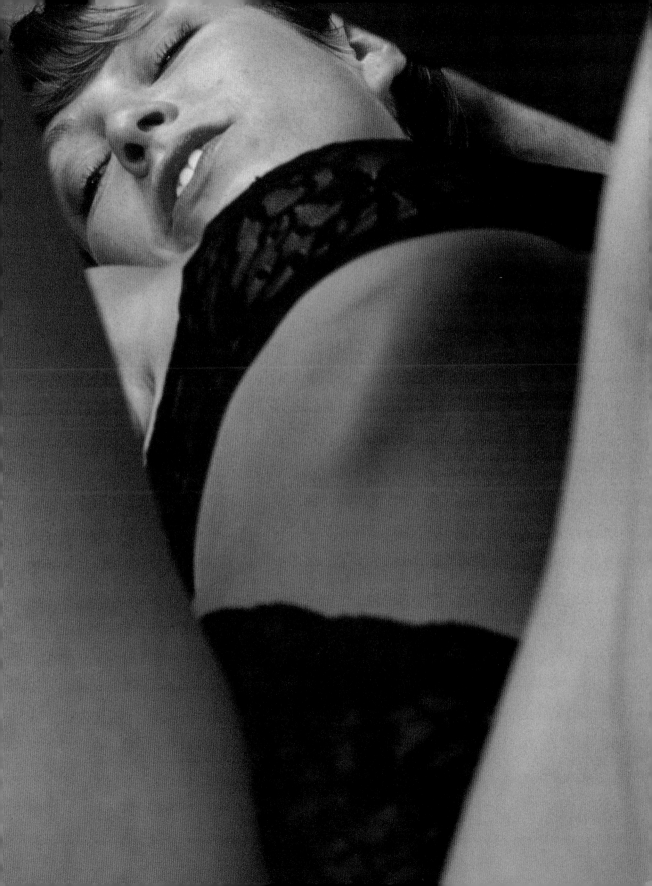

Deseo sexual

¿Qué puedo hacer para sentirme siempre deseosa sexualmente?

Esto no es posible, pues tu deseo sexual se ve determinado en gran parte por los distintos niveles de hormonas, que aumentan y decrecen durante los distintos momentos del ciclo menstrual. A pesar de que todas somos distintas, muchas mujeres reportan que su libido, o deseo sexual, alcanza un punto culminante durante el periodo cercano a su ovulación. (Si tu ciclo es de 28 días, generalmente ovulas alrededor del décimocuarto día.) Los pocos días que preceden a tu menstruación y/o durante tu periodo pueden ser también los momentos en que experimentes un mayor deseo sexual.

¿Cómo puedo calcular cuáles son mis días más sensuales?

Comienza por llevar un diario de tu ciclo menstrual y anota los días en que te sientes particularmente sensual:

• Cuenta el primer día de tu periodo como el día 1 de tu ciclo menstrual. Comienza a llevar un registro de tus cambios de humor y de tu vida sexual a partir de ese momento.

• Anota en tu diario cada vez que te masturbes, inicies relaciones sexuales con tu pareja, tengan fantasías sexuales, una sesión sexual particularmente erótica o un orgasmo muy notable, o incluso cuando sólo te sientas atractiva y sensual.

• Mantén este diario durante tres meses y luego compára los resultados.

• De acuerdo con esta información, aparta un tiempo especial para los encuentros sexuales o incluso planea pasar una noche o un fin de semana fuera con tu pareja.

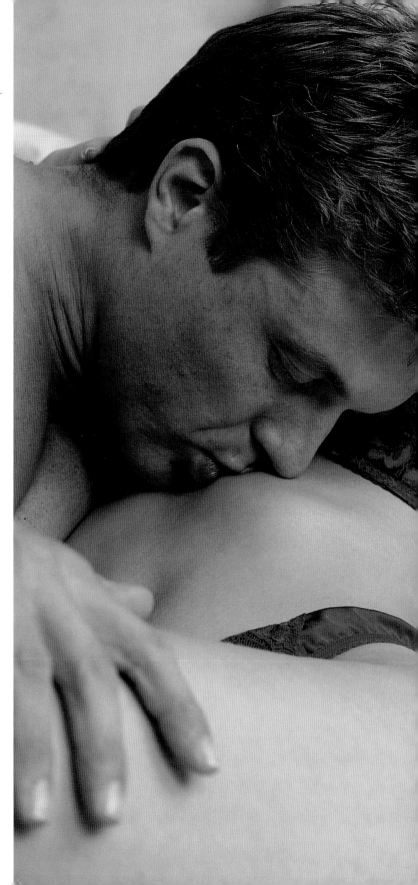

¿Es normal desear sexo todos los días?

La libido funciona de diferente manera en cada persona. Algunas mujeres desean tener relaciones sexuales varias veces al día, otras se sienten contentas con tenerlas sólo una vez al mes, y otras son felices de no tenerlas en absoluto. Lo importante es establecer un patrón sexual que cumpla con tus necesidades —no te preocupes en compararte con otras personas. El deseo sexual es determinado por muchos factores. Las hormonas tienen un papel sumamente importante en el desarrollo de la libido, así como también los pensamientos, los sentimientos, y las etapas de la vida.

Ya no tengo interés en el sexo ni orgasmos ¿a qué se debe?

Sospecho que has estado cerca del orgasmo, pero que te has decepcionado tantas veces que tu sexualidad se ha puesto en huelga y que, efectivamente, has puesto tus sentimientos sexuales bajo llave. Si consultas a un terapeuta sexual, es posible que te recomiende una serie de ejercicios conocidos como *sensate focus* para practicar en casa (ver el recuadro a la derecha, página 77). La idea detrás del *sensate focus* es que las parejas vuelven a aprender sus respuestas sexuales y sensuales a través de ejercicios táctiles, en los que pueden tocarse mutuamente pero no se les permite llegar al orgasmo sino hasta la última etapa. Esto hace que no se sientan presionados por la idea del desempeño sexual y, así, puedan gozar de las experiencias táctiles y sensuales del sexo. Sin embargo, si te sientes contenta con tu vida sexual en el estado en que se encuentra actualmente, entonces no te preocupes.

endetalle

Sensate focus Enfatiza las sensaciones

Estos ejercicios de terapia sexual son muy útiles para la gente con libido baja:

• Comiencen por aceptar que no incurrirán en el coito. Desvístanse, acaríciense, y dense masajes por turnos (excluyendo los órganos sexuales). Píde a tu pareja que te brinde una retroalimentación detallada acerca de qué le ha gustado o si, por el contrario, existe algo que le distrae o le disguste. Cambien de turno y repitan este ejercicio hasta que ambos sientan la suficiente confianza de tocarse de una manera verdaderamente sensual.

• Tras dos semanas, pueden comenzar a incluir sus genitales en los masajes, pero es importante evitar el orgasmo y el coito todavía. Continúen brindándose una retroalimentación detallada. Alteren gradualmente el masaje, de manera que puedan concentrarse en los genitales. Esto deberá producir excitación sexual, sin la presión de incurrir en el coito.

• En la etapa final traten de integrar al coito el conocimiento que han derivado al tocar sus genitales. No se sientan presionados por alcanzar el orgasmo; centren su atención en la experiencia sensual y en el instante. Finalmente, pongan todo su esfuerzo en obtener un orgasmo al experimentar con distintas posiciones sexuales y masajes genitales.

Estimular a un hombre

¿Cuál es la mejor manera de masturbar a mi pareja? Quiero ofrecerle una experiencia sexual fabulosa.

En primer lugar, descubre cómo le gusta ser tocado. Puedes hacer esto de la siguiente manera: comienza por sentarte detrás de él, para que se siente entre tus piernas, recostando su tronco contra el tuyo. (Si es demasiado corpulento, siéntense o acuéstense de costado, uno frente al otro, sobre la cama.) Ahora coloca tu mano sobre su pene y pídele que coloque su mano encima de la tuya. Dile que eres una estudiante de sexo y que quieres que te enseñe las técnicas de estimulación perfecta. Al convertir esto en un juego, podrás gozar al aprender de primera mano (¡literalmente!) cómo le gusta ser tocado, cuán firme y cuán rápidamente debes agitar su pene, y exactamente en qué punto preciso le gusta ser tocado. Y él tendrá el honor y el placer de enseñártelo todo. Cuando sientas que esta lección te ha enseñado todo lo que necesitas saber, puedes intentar agregar tus propios toques especiales, como acariciar suavemente sus testículos con tu mano libre, empleando para ello un lubricante o estimulándole con juguetes sexuales.

Quiero darle sexo oral a mi novio. ¿Puedes ofrecerme algún consejo?

No necesitas esperar a que tu novio tenga ya una erección para comenzar. Coloca su pene dentro de tu boca y comienza a mediar movimientos alternos de chupar y tragar. Este movimiento de chupar y tragar crea una presión clara alrededor de su pene y, si se realiza rítmicamente, le ayudará a obtener una erección. Cuando su pene

ya esté erecto, trátalo como si fuera un cono de helado, colocando tu mano en la base del pene, lamiéndolo por todos lados y recorriendo tu lengua a todo lo largo y ancho del mismo. Luego, cuando el pene ya se encuentre cubierto de saliva, tómalo entre tus labios y desliza tu boca hacia abajo, gradualmente, tanto como puedas, y luego vuelve a subir. Si tu boca es pequeña y su pene es ancho, cubre tus dientes con tus labios para evitar algún raspón desagradable. También puedes ver el recuadro de la página siguiente.

¿Al practicarle sexo oral a mi novio, debo mantener su pene en mi boca cuando alcance el orgasmo? No creo que me guste.

Sospecho que no sabrás qué se siente, a menos que lo pruebes por lo menos una vez. Puedes pedirle a tu novio que te indique cuando está a punto de venirse, de manera que puedas salirte en el momento adecuado. O puedes permitirle eyacular dentro de tu boca, pero permite que el semen vuelva a salir nuevamente (o escúpelo dentro de un pañuelo desechable). O puedes permitirle eyacular en tu boca y tragarte su semen. Baste decir que la opción de tragarlo es una decisión que sólo tú puedes tomar.

¿Acaso los hombres tienen también un punto G?

El equivalente masculino del punto G es la glándula conocida como próstata. Tiene la forma y el tamaño de una nuez grande y circunda la uretra. Su función

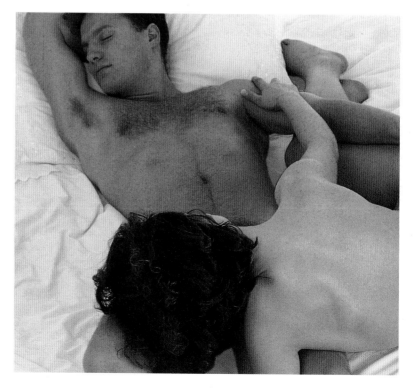

consejossexuales

Técnicas para el sexo oral

El secreto de gozar el sexo oral consiste en variar tus caricias, para ofrecer a tu pareja una serie de sorpresas eróticas. Practica estas cuatro técnicas con tu amante o inventa tus propias técnicas.

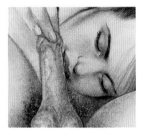

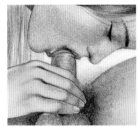

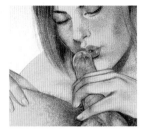

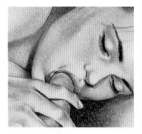

Dar forma con la lengua: recorre ligeramente un costado de su pene con la punta de tu lengua, pásala por la punta y desciende de la misma manera por el costado contrario. Usa tu lengua más firmemente, como si fuera una herramienta para esculpir.

Recorrer en círculos: mueve tu boca hacia arriba y hacia abajo, bajando por el tronco del pene. Continúa haciendo esto rítmicamente y luego dibuja un círculo con la punta de tu lengua alrededor de la punta de su pene. Alterna estos movimientos.

Labios y dedos: introduce la punta de su pene en tu boca y coloca tu mano mojada alrededor del tronco del miembro. Ahora mueve tu boca y tu mano hacia arriba y hacia abajo. Para que reciba una sensación adicional, varía la presión de tus labios y de tu mano.

Tragar: con el pene dentro de tu boca, mueve los labios hacia abajo, recorriendo el tronco del miembro hacia su base, de manera que en tu boca quepa lo más que sea posible. No muevas tu cabeza. Sólo concéntrate en chupar. Sentirá que estás tragando su pene.

es proveer el fluido prostático en que viven los espermatozoides. La glándula prostática, o más comúnmente conocida simplemente como próstata, se halla al final del conducto anal y se puede llegar a ella por medio del recto. Es extremadamente sensible al tacto y el masaje directo sobre ella puede resultar en un orgasmo rápido y sencillo.

Con el fin de crear un cambio, me gustaría ser yo quien iniciara los encuentros sexuales con mi novio. ¿Cómo debo comenzar?
Elabora algunas rutinas por adelantado. Por ejemplo, podrías decirle a tu compañero que vas a darle un masaje sexual. Luego podrías tallar y masajear

su cuerpo entero con algún aceite escencial de aroma dulce. Luego podrías juguetear tentadoramente con él, tocando las zonas alrededor de sus genitales durante el masaje y después su pene "por accidente". Si tu masaje todavía no se ha convertido en un encuentro sexual, intenta montarte sobre él y hazle el amor en la posición "mujer arriba". Como alternativa, podrías acurrucarte junto a su cuerpo una noche, al estilo "cuchara", con tu espalda contra la parte frontal de su cuerpo, de manera que puedas ejercer presión en sus genitales. Podrías ayudarle a obtener una erección al poner una mano detrás de ti y, así, acariciar su pene. Esto podría convertirse en una sesión de

penetración por detrás. Otra forma más directa de seducirlo es montarte encima de tu compañero y resbalarte por todo lo largo de su cuerpo, hasta que tu cabeza se encuentre al mismo nivel que sus genitales. Ahora comienza a chupar su pene. Este es un excelente trío de rutinas con las que puedes iniciar los encuentros sexuales.

¿Cómo puedo lograr que mi compañero se mantenga al borde del orgasmo todo el tiempo que sea posible?
Intenta darle un masaje sensacional y muy largo antes de hacer el amor. Podrías encender cada parte de su cuerpo con tus manos tentadoras y, sólo cuando te esté rogando que hagan el

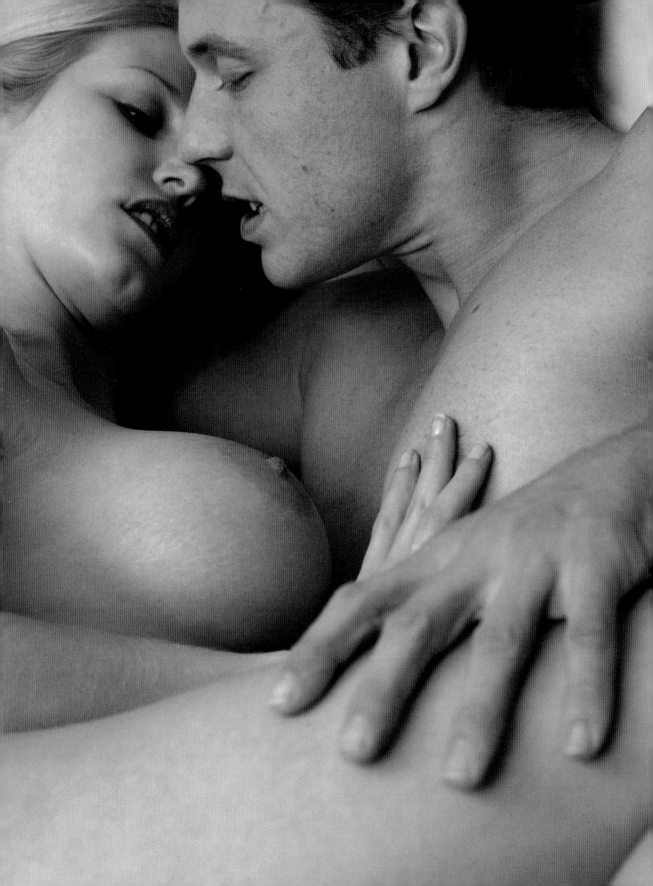

amor, puedes montarte en él. Podrías intentar excitarlo repetidamente con sexo oral o con masaje genital, pero retirando la estimulación cuando sientas que se está acercando demasiado al orgasmo. También existen muchos juegos sexuales que puedes jugar con tu pareja y que lo mantendrán al borde del orgasmo (ver las páginas 116-127).

¿Cómo le doy un masaje sexy?

• Escoge un aceite para masajes de aroma sensual y caliéntalo antes de untarlo en las palmas de tus manos. (Asegúrate de lavarte bien para retirar el aceite antes de usar un condón, pues los productos a base de aceite pueden dañar el látex.)

• Comienza con caricias sencillas, en forma circular: coloca ambas manos, con las palmas hacia abajo sobre el cuerpo de tu pareja, y muévelas en direcciones opuestas. Aplica el masaje hacia fuera de la espina dorsal, primero hacia abajo, a lo largo de su cuerpo, y luego hacia arriba. Siempre mueve tus manos muy lentamente y no tengas miedo de repetir los tipos de caricias y los patrones de movimientos.

• Aplica una presión flexible: éste es el secreto de convertir un masaje rutinario en una experiencia sensual.

Pienso que mi pareja eyacula demasiado rápido. ¿Cómo puedo ayudarlo a retener su eyaculación por más tiempo, de manera que dure más nuestro encuentro sexual?

Podrías decirle, "Me encanta la manera en que hacemos el amor. Me excitas enormemente, pero necesito un poco más de tiempo para llegar al orgasmo." En algún momento, quizás quieras hablar con él acerca del programa de autoentrenamiento para hombres que desean prolongar su capacidad de hacer

Dato sexual

Los hombres tienden a desarrollar fetiches más que las mujeres. Algunos fetiches comunes son las medias o los zapatos de tacón alto. Incorpóralos a tu jugueteos.

el amor (ver la página 40). Asegúrate de abordar el tema positiva y amorosamente, en vez de hacerlo de una forma crítica. También podrías intentar poner en práctica la técnica del apretón (página 44). Cuando él sienta que está a punto de venirse, utiliza tu pulgar y tu dedo índice para prender su

pene justo debajo del glande o en la base. Aprieta con fuerza. Esto bloquea la ruta de la eyaculación y, a pesar de que tu pareja pierda parcialmente su erección, será capaz de recuperarla por medio de un mayor estímulo.

consejossexuales

Maximizar las sensaciones durante el coito

Estas posiciones sexuales pueden aumentar las sensaciones que tú y tu pareja experimentan durante el coito. Son fáciles de realizar y son variaciones directas de la posición "misionera". Intenta encoger una o tus dos rodillas hacia tu pecho, envolviendo tus piernas, suave o apretadamente, en torno a la cintura de tu compañero o colocando una o tus dos piernas sobre sus hombros. Estas variantes de la posición de las piernas alteran el ángulo de tu cadera y, por lo tanto, cambian el ángulo de penetración. Por medio de estas posiciones, podrá penetrarte mucho más profundamente.

El sexo en la edad madura

¿La menopausia puede provocar un cambio en mi vida sexual?

La combinación de síntomas físicos y emocionales de la menopausia pueden provocar un impacto en la vida sexual de las mujeres. Algunas transformaciones provocadas por la menopausia pueden tener un efecto directo en tus órganos pélvicos y sexuales, y pueden hacer que el coito se vuelva una experiencia incómoda. Estos cambios incluyen la atrofia vaginal, la resequedad de dicha zona, y molestias de vejiga, tales como orinar urgente y frecuentemente. Además se tiene la sensación de que la orina quema a su paso por las vías urinarias. Otros síntomas menopáusicos, tales como los cambios súbitos del estado de ánimo, la ansiedad, la irritabilidad y la depresión, son psicológicos y pueden significar que no estás de humor para entablar relaciones sexuales. Los síntomas físicos generales, tales como los bochornos, los sudores nocturnos y el insomnio, pueden ocasionar un deterioro del deseo sexual. Todos estos cambios pueden ser aliviados por la terapia de reposición hormonal.

He escuchado decir que algunas mujeres dejan de tener relaciones sexuales cuando les llega la menopausia? ¿Es cierto?

Aquellas mujeres que sí dan por terminadas las relaciones sexuales una vez llegada la menopausia están influenciadas por un prejuicio que dictamina arbitrariamente que el sexo está restringido a las mujeres jóvenes y fértiles. Algunas mujeres encuentran que el descenso de los niveles hormonales —en especial la testosterona— provocan que pierdan el deseo sexual, pero muchas mujeres son afectadas más por una pérdida de confianza en sí mismas que por la disminución de los niveles hormonales. La mejor opción es mantener una vida sexual normal, a través del coito o de la masturbación.

¿Es cierto que mi vagina se volverá más pequeña después de la menopausia?

La vagina puede reducirse y seguramente se resecará, pero este proceso tomará varios años, ya que las glándulas adrenales (o suprarrenales) continúan produciendo hormonas sexuales incluso después de que los ovarios cesan de producirlas. También, si mantienes relaciones sexuales regularmente, el tamaño de tu vagina no cambiará gran cosa. La terapia de reposición hormonal puede prevenir que

consejossexuales

Cómo cambiar tu rutina sexual

Si descubres que estás aburrida e insatisfecha con tu vida sexual, estas sugerencias pueden ayudarte a romper con viejas rutinas sexuales. Pero la regla dorada es: variedad, pues si no simplemente estarías iniciando una nueva rutina.

• Acuéstate del lado contrario de la cama al que generalmente ocupas.

• Acuéstate más temprano que de costumbre e invita a tu pareja a acompañarte en la cama (sin siquiera mencionar la posibilidad de hacer el amor).

• Si normalmente usas un camisón o un pijama, ahora acuéstate desnuda.

• Si él usa pijamas aburridos, cómprale unos de seda.

• Si normalmente es él quien inicia los avances sexuales, ahora serás tú quien comenzará a acariciarlo inocentemente.

• Si él invariablemente inicia los juegos preliminares de rutina, házte la difícil o inicia un coito rápido.

• Provoca a tu pareja a hacer el amor en otro cuarto de la casa.

• Si él no te da sexo oral, bríndale una sesión de éste que no olvidará.

• Rompe con las rutinas e implementa algo totalmente opuesto a lo que acostumbran.

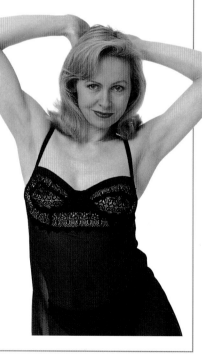

los tejidos vaginales se encojan y resequen; también puedes aplicar crema a base de estrógeno directamente a la vagina, obteniendo el mismo resultado.

¿La menopausia afectará mi capacidad de tener un orgasmo?

No, todavía podrás tener orgasmos, pero quizás descubras que te toma más tiempo alcanzar uno y que la sensación no es tan poderosa como solía serlo. Puedes compensar esto por medio de la prolongación de los juegos preliminares y a través de una mayor estimulación genital y mental. Si acaso tienes dificultad en obtener un orgasmo, la terapia de reposición hormonal y la terapia de testosterona pueden obrar milagros.

Tengo 50 años y nunca he tenido un orgasmo. ¿Ya es demasiado tarde?

Por supuesto que no. Muchas mujeres de tu edad alcanzan el orgasmo por vez primera cuando se enseñan a sí mismas las técnicas de autosatisfacción sexual (ver la página 68). Un vibrador puede ser de gran ayuda.

¿Es cierto que la vida sexual de una mujer puede mejorar después de la menopausia?

La vida sexual definitivamente puede volverse más erótica después de la menopausia, debido a que ya no tienes la angustia de embarazarte (siempre y cuando ya no menstrúes desde hace varios años). Muchas mujeres mayores se han despojado de las inhibiciones que tenían cuando eran más jóvenes y saben perfectamente qué tipo de estimulación necesitan para sentirse excitadas. Además, es posible que cuenten con más tiempo, con mayor libertad y privacidad (especialmente si tus hijos ya no viven en casa) y menos

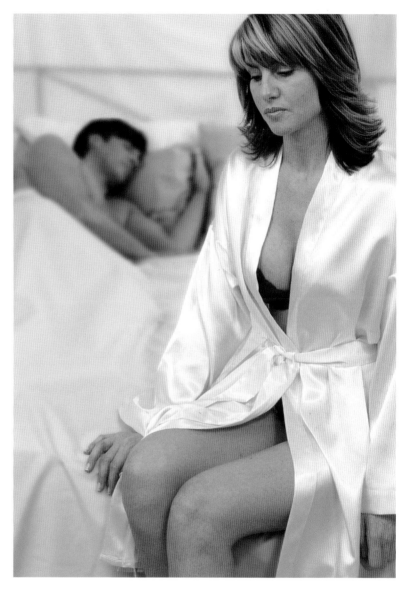

restricciones financieras. Estos cambios en tu estilo de vida pueden tener un efecto maravilloso en tu vida sexual.

A mis 45 años, me aburre la rutina sexual que mi marido implementa en la cama. ¿Cómo puedo cambiarla?

Puedes comenzar por transformarte y cambiar tu relación con el sexo —y esto bien puede tener el efecto de

transformar a tu marido también. Avísale anticipadamente cuáles son tus intenciones y muéstrate lo más amigable y ligera que te sea posible. Por ejemplo, si él es un hombre de negocios, dile que vas a "practicar una auditoría" en tu persona o que necesitas de "una reestructuración general" para mejorar tu desempeño sexual. Intenta poner en práctica algunas de las sugerencias del recuadro anterior.

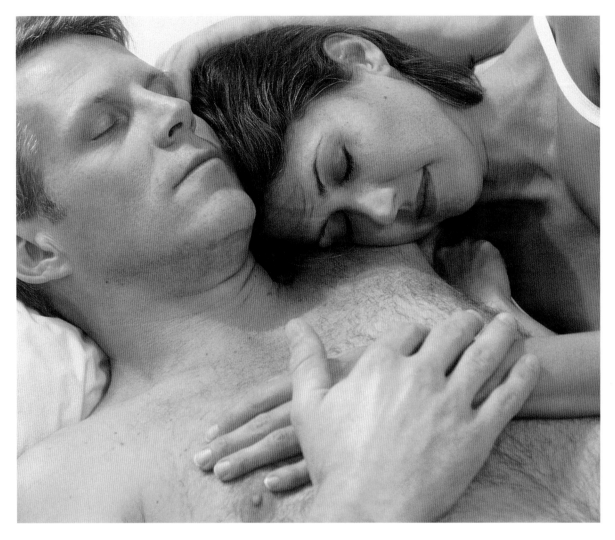

¿Cómo puedo asegurarme de mantenerme en forma y continuar siendo atractiva sexualmente al superar la menopausia?

Cuidando de tu mente, de tu cuerpo y de tu espíritu. Prueba alguna de las sugerencias que ofrezco a continuación. Haz ejercicio todos los días: camina, nada o trabaja en tu jardín. Come muchas frutas y verduras, especialmente de hojas verdes y grandes, y productos lácteos descremados, pues ambos tienen una buena cantidad de calcio. Las

bebidas alcohólicas deben consumirse con moderación (es saludable tomar un par de copas de vino al día, pero no más) y si acaso fumas, no lo hagas más. Ejercita tu mente al continuar trabajando, aunque sea por menos tiempo que antes. Realiza ejercicios que brindan espiritualidad, como la yoga o el Pilates, o toma clases de filosofía. Asegúrate de no descuidar tu vida sexual —intenta hacer el amor en la forma de un masaje sensual, de sexo oral, de sexo por penetración o besos apasionados una vez por semana.

De ser una persona alegre y afectuosa, me he convertido en una bruja, gracias a la menopausia. A mi esposo se le dificulta soportarme y estoy preocupada de que estoy alejándolo. Ya no se me acerca tan seguido para mantener relaciones sexuales. ¿Cómo puedo controlar mi humor?

Sería conveniente que le explicaras a tu marido qué es lo que está sucediendo dentro de tu cuerpo. Explícale que, de la misma manera en que los adolescentes

endetalle

Tu cuerpo cambia

Cuando llegas a los 45 años, aproximadamente, tus ovarios dejan de producir grandes cantidades de estrógeno y progesterona, y el resultado es que comienzas a atravesar por varias transformaciones físicas y emocionales durante la etapa que antecede a la menopausia misma. Este periodo es conocido con el nombre de perimenopausia y puede caracterizarse por bochornos, sudores nocturnos, irritabilidad, nerviosismo e insomnio. Además, la densidad de los huesos comienza a disminuir. Es buena idea realizarte exámenes médicos para determinar si estás en riesgo de contraer osteoporosis. La mayor parte de las mujeres ya han perdido alrededor del 5 % de masa ósea cuando llegan a su fin los periodos menstruales.

En algún momento de tu cuarta o quinta década, comenzarás a experimentar lo que es propiamente la menopausia —tu último periodo menstrual (y esto sólo puede ser reconocido retrospectivamente). Este hecho marca el fin de tu fertilidad. Algunas hormonas, como la testosterona, declina rápidamente y el resultado es que la libido, el deseo sexual y las respuestas sexuales comienzan a desvanecerse. La buena noticia es que todos estos cambios asociados con la menopausia pueden ser prevenidos por el uso juicioso de una terapia de reemplazo hormonal.

son atacados por enormes tormentas hormonales de sentimientos, lo mismo les sucede a las mujeres menopáusicas. Pídele que intente pensar, cuando te pones absolutamente insoportable, que eres como una adolescente que es lanzada de un lado a otro por los embates de tempestades internas. Esto podría incitarle a sentir cierta compasión por ti, en vez de que te dé la espalda.

Mi pareja y yo hemos estado juntos por más de veinte años, pero me preocupa que estamos comenzando a separarnos lentamente. He notado que él ha empezado a coquetear con mujeres más jóvenes. ¿Significa esto que nuestra relación ha llegado a su fín?

El que tu marido coquetée con mujeres más jóvenes probablemente significa que comienza a sentir el peso de los años y que de esa manera está buscando la confirmación de que aún es atractivo (y quizás el que tú se lo asegures no le resulta suficiente). Ten la seguridad de que este tipo de comportamiento es muy común en la edad madura. Esta etapa de la vida es, sin duda, una en que nuestra confianza comienza a tambalearse y el provocar cambios en tu vida es una manera de inyectar ánimos a tu ego. Así que toma esta oportunidad para reafirmar la calidad de tu vida y de tu relación marital. ¿Estás contenta con tu rutina, o acaso te beneficiaría cambiarte de casa, cambiar de empleo o incluso de ciudad? ¿Qué te gustaría lograr, quizás algún sueño que aún no has cumplido? Convence a tu pareja de que juntos deben comenzar a transformarse — quizás suene un poco ridículo, pero valdría la pena que ambos intentaran iniciar un nuevo proyecto conjunto.

Esto podría ayudar a renovar su relación marital.

¿Las mujeres de 40 años son buenas parejas para hombres más jóvenes?

Biológicamente, sí. Las mujeres alcanzan su mayor capacidad de tener orgasmos sencillos y orgasmos múltiples a mediados de los 30 y a principios de los 40. Ya para entonces, las mujeres tienden a sentirse más cómodas con su sexualidad. En cambio, los hombres alcanzan el punto culminante de su vida sexual entre los 18 y los 22 años de edad, y son capaces de tener varios orgasmos al día, con pequeños descansos intermedios. En general, los hombres jóvenes resultan ser amantes vigorosos, atléticos. Las desventajas en las relaciones contraídas entre hombres jóvenes y mujeres maduras son de carácter emocional —uno de los dos tiende a detentar una malsana concentración de poder, haciendo que su pareja se sienta extremadamente vulnerable.

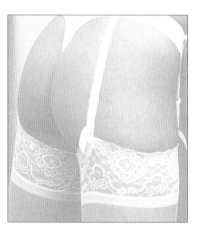

TRH para mujeres

¿En qué consiste la terapia de reemplazo hormonal (TRH)?

Consiste en reemplazar las hormonas femeninas, conocidas como estrógeno y progesterona, que los ovarios cesan de producir cuando las mujeres llegan a la menopausia. El estrógeno ayuda a prevenir una serie de síntomas menopáusicos —entre los más notables se encuentran los bochornos, la depresión, el cansancio y una falta de bienestar general. Las dosis óptimas pueden variar de mujer a mujer; un buen doctor te animará a experimentar con distintos tipos y distintas dosis de estrógeno, hasta encontrar la combinación adecuada. En la TRH, se incluye la progesterona porque previene cáncer cervicouterino.

¿Cuándo se debe iniciar una TRH?

Las opiniones difieren mucho en torno a este tema. Muchas mujeres inician una

Dato sexual

La DHEA alivia los síntomas de la menopausia, y puede ayudar a preservar la figura como si la mujer aún estuviera en una etapa premenopáusica.

TRH cuando ya están experimentando la menopausia. Sin embargo, ahora sabemos que cuando las mujeres tienen su última menstruación, ya han perdido alrededor de 5 por ciento de la densidad ósea (por el decremento en la producción natural de estrógeno). Como resultado, algunos expertos creen que las mujeres deberían iniciar un tratamiento de reemplazo hormonal tres o cuatro años antes de que se inicie la menopausia como un proceso natural. A pesar de que es difícil, si no imposible, predecir cuándo llegaran a su

fin los periodos menstruales, las mujeres se benefician al iniciar un tratamiento de reemplazo hormonal alrededor de los 46 años (la edad promedio de la menopausia son los 50 años).

¿Todas las mujeres deben tomar un tratamiento de reemplazo hormonal?

Se calcula que 85 por ciento de las mujeres experimentan uno o más síntomas menopáusicos y muchas de estas mujeres se benefician cuando el tratamiento de reemplazo hormonal disminuye notablemente los síntomas de la menopausia. El restante 15 por ciento de las mujeres, que no sufren de ningún síntoma menopáusico, pueden recibir los beneficios a largo plazo de un tratamiento de reemplazo hormonal. Uno de dichos beneficios es la protección en contra de la osteoporosis, una enfermedad degenerativa que provoca pérdida de la masa ósea. Se piensa que las dosis bajas de reemplazo hormonal pueden ser suficientes para prevenir la pérdida de masa ósea. Sin embargo, algunos problemas de salud, tales como el cáncer de mama, quizás indiquen que no debes aplicarte un tratamiento de reemplazo hormonal.

endetalle

Nuevos tratamientos hormonales

Dos tratamientos hormonales, comparativamente nuevos, que pueden ser útiles durante la edad madura son: la deshidroepiandrosterona (DHEA) y los suplementos de melatonina.

La DHEA es descrita como la hormona "madre" y es producida naturalmente por la glándulas adrenales o suprarrenales. La DHEA es la precursora de la testosterona en los hombres y de la progesterona y el estrógeno en las mujeres. Sin la DHEA, las otras hormonas no funcionan adecuadamente. Exámenes clínicos demostraron que quienes recibieron

suplementos de esa hormona, experimentaron un incremento de energía, bienestar, memoria e inmunidad a las infecciones.

La melatonina es una hormona secretada por la glándula pineal en el cerebro y es la responsable del sueño. Ya que el sueño promueve la salud, la energía y la capacidad curativa, se piensa que los suplementos de melatonina pueden incrementar dichos efectos. Sin embargo, todavía no se sabe si es seguro o no tomar melatonina regularmente durante períodos prolongados.

¿Qué efectos ejerce la terapia de reemplazo hormonal en la vida sexual de una mujer?

El estrógeno confiere un sentido de salud, de energía y de bienestar, y previene que la vagina se encoja y reseque. Sin embargo, el estrógeno no es responsable de la libido y no restaurará tus deseos sexuales —para ello también necesitarás una dosis baja de testosterona.

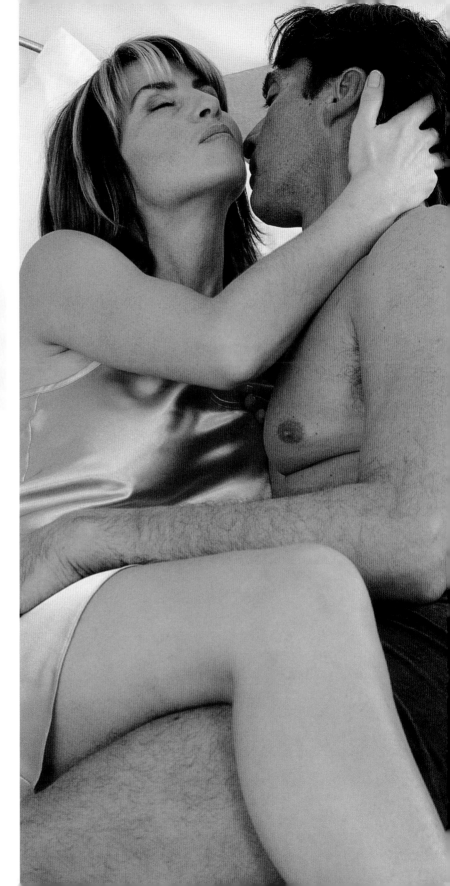

¿Qué efecto ejerce la testosterona en la vida sexual?

No sólo restaura el deseo sexual, sino que incrementa la sensibilidad genital y las sensaciones durante el orgasmo. Parece ser que también aumenta la imaginación sexual y te vuelve más fuerte en términos físicos. La testosterona puede ser prescrita junto con el estrógeno y la progesterona. Se vende en forma de gel y se aplica directamente sobre la piel. También puede conseguirse en la forma de un implante o parche.

No estoy segura de que realmente deseo iniciar una TRH. ¿Existen otro tipo de tratamientos naturales?

Puedes reducir el consumo de alcohol, dejar de fumar (las mujeres que fuman suelen padecer la menopausia uno o dos años antes que las mujeres que no fuman). Hacer ejercicios diarios con pesas, caminar o realizar aerobics de bajo impacto, junto con una dieta rica en fitoestrógenos parece promover o mantener la producción de hormonas en el cuerpo. Los fitoestrógenos se encuentran en alimentos tales como tofu, miso, alfalfa, hinojo y apio. También es importante que consumas suficientes alimentos ricos en calcio, verduras de hojas verdes, chícharos y frijoles secos —estos mantendrán la salud de tus huesos.

¿Existen otros momentos de la vida en que las mujeres deben recibir terapia hormonal?

Las mujeres que padecen de depresión postnatal, de un severo síndrome premenstrual (SPM) o a quienes les han sido extirpados los ovarios pueden recibir tratamientos de hormonas por prescripción médica.

El sexo y el envejecimiento

¿Es cierto que las relaciones sexuales y la masturbación mantendrán jóvenes mis órganos sexuales, a medida que envejezca?

El mantener relaciones sexuales con un hombre que eyacula dentro de ti parece permitir que la vagina retenga su forma juvenil y su humedad. Se piensa que esto se debe a la testosterona contenida en el semen. Es posible que las mujeres que no realizan el coito con regularidad descubran que su vagina se encoge y se reseca. Se piensa que la masturbación también ayuda a que la vagina retenga su estado juvenil.

¿Cómo puedo ser aventurada sexualmente durante mis años de madurez?

Siendo muy semejante a cuando eras joven. Puedes socializar en sitios donde puedes conocer a hombres que se interesen en ti sexualmente. Muéstrate tan abierta y tan franca como te sea posible y utiliza la confianza que te otorga la edad, para pedir lo que realmente deseas. Intenta navegar por algunos de los sitios sexuales de Internet. Ésta también puede ser una manera de llegar a conocer a otras personas, pero ten en mente que las relaciones por Internet tienen algunos problemas (ver páginas 28-29). Si te interesa experimentar, conocer a varios posibles compañeros sexuales, entonces investiga algunos de los grupos que ofrecen este tipo de relaciones. Generalmente puedes encontrar anuncios de grupos semejantes en revistas o en Internet. Muchos de estos grupos son para gente mayor. Como siempre, debes permanecer consciente y alerta de los riesgos potenciales de mantener

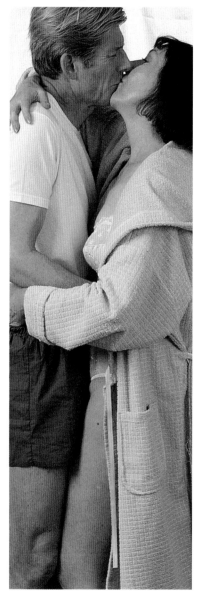

relaciones sexuales con personas que no conoces.

A mis 68 años, suelo masturbarme con regularidad, pero mi doctor mostró gran sorpresa al saber que aún me intereso en el sexo. ¿Soy anormal?

Por supuesto que no. Lo que estás descubriendo ahora es que los doctores no reciben la suficiente información sobre temas sexuales durante su adiestramiento como médicos y, también, que son capaces de tener prejuicios acerca de la edad en relación al sexo, como cualquier otra persona.

Siempre he tenido un ímpetu sexual muy desarrollado, pero ahora que tengo 65 años, me doy cuenta de que ya no quiero tener relaciones sexuales con tanta frecuencia. ¿Llegará el día en que ya no quiera nada de sexo?

A medida que la edad comience a volver más lento tu cuerpo, descubrirás que, gradualmente, tendrás menos energía y que tu libido comenzará a decrecer. Sin embargo, las mujeres que tienen grandes ímpetus sexuales cuando son jóvenes, seguramente seguirán teniendo un gran interés en el sexo durante toda su vida y, siempre y cuando cuentes con un compañero fogoso, no existe razón por la que no puedas seguir gozando de las relaciones sexuales hasta el fin de tu vida. En ocasiones, el aburrimiento y la familiaridad en una relación sexual de larga duración pueden causar un declive en la actividad sexual. Por esto es importante seguir descubriendo nuevas maneras de inyectar variedad a tu vida sexual (ver el Capítulo 5).

A mis 60 años, siento que aún debería tener una vida sexual activa pero la verdad es que me siento bastante bien de ya no tener relaciones sexuales.

¿Importaría mucho que dejara de lado mi vida sexual?

Si actualmente no tienes pareja, no importaría en lo más mínimo. Si el celibato es el tipo de vida que prefieres, considera que ésta es una decisión positiva —muchas otras mujeres sienten exactamente lo mismo. Sin embargo, esta decisión se vuelve más complicada cuando tienes un compañero o si mantienes una relación amorosa. Si a tu pareja le llegara a afectar el tener una relación sin sexo, quizá sería aconsejable llegar a un acuerdo, que podría basarse en la masturbación mutua o en masajes sensuales, en lugar del coito. Aparte de la liberación física que acompaña al orgasmo, el sexo cumple con otras funciones importantes, como hacer que tu compañero se sienta amado, que sienta que lo necesitas o que te ocupas de él. Asegúrate de encontrar maneras de demostrar estos sentimientos.

A mis 57 años, tal parece que me cuesta más y más trabajo alcanzar el orgasmo, y cuando por fin lo logro, el clímax no es muy intenso. ¿A qué se debe?

Probablemente se deba a una combinación de factores. La reducción de testosterona en el cuerpo implica que la sensibilidad sexual también se ve reducida y, por lo tanto, toma más tiempo el excitarse, es más difícil

Dato sexual

Los bajos niveles de estrógeno pasada la menopausia pueden hacer que los genitales se tornen mucho más delgados, que se resequen y que la piel se resquebraje. Se recomienda lavar tus genitales con un jabón neutro, o simplemente con agua y aplicarles crema de vitamina E.

un caso

"Extraño desesperadamente la intimidad que brinda el sexo."

Irene, 63 años

He estado casada con Nate durante los últimos 35 años y siempre hemos hecho el amor. Pero durante el último par de años, el ritmo de Nate ha decrecido. Yo sé que ahora es más difícil para él lograr una erección y seguramente le toma más tiempo alcanzar el orgasmo, pero tal parece que se ha dado por vencido. Mis amigas parecen creer que debo sentirme agradecida, pero no es el caso. Extraño desesperadamente la intimidad que brinda el sexo. ¿Qué podemos hacer?

Nate, 67 años

Siempre supe que los hombres llegan a perder su capacidad de desempeñarse sexualmente al paso de los años y, finalmente, parece que me ha sucedido. Es una lástima, porque todavía me gusta mucho Irene. Pero ya casi estoy por cumplir los 70 años y hemos compartido una fantástica vida sexual.

Anne responde:

"Los resultados mostraron que Nate padecía una forma suave de diabetes, adquirida de adulto, que se vuelve más común en ambos sexos a medida que pasan los años. Una dieta cuidadosa y controlada, en combinación con una medicación apropiada lograron que la diabetes estuviera bajo control y, por tanto, Nate se comenzó a sentir lleno de energía. Sin embargo, al experimentar con el sexo, descubrió que aún tenía problemas eréctiles. A Nate se le prescribió el uso del sildenafil (Viagra) y tanto él como Irene fueron animados a iniciar un programa de masajes sensuales. A Nate no le complació gran cosa tomar los medicamentos, ya que dijo que no sentía diferencia entre los momentos anteriores y posteriores al orgasmo. Pero la combinación de los masajes sensuales y la ingestión del sildenafil lograron reiniciar la vida sexual de la pareja. Cuando Nate dejó de usar el sildenafil continuaron teniendo relaciones sexuales, ambos aprendieron a lidiar con la erección un tanto débil e Irene logró ver en esto un reto positivo."

alcanzar el orgasmo y, cuando por fin se logra, es mucho menos intenso que antes. También, los niveles reducidos de estrógeno en tu cuerpo indican que tu vagina, al igual que tu piel, tiende a resecarse. El iniciar una terapia de reposición hormonal, que también incluya testosterona, puede ayudarte a recuperar la intensidad de tus orgasmos y la flexibilidad de tu vagina.

¿Existe algún medicamento para mujeres que sea el equivalente femenino del sildenafil (Viagra)?

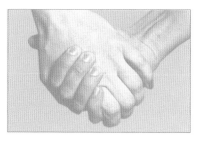

Los fabricantes del sildenafil —el medicamento que cura la impotencia en los hombres— están esforzándose por desarrollar una pastilla que sea el equivalente femenino del Viagra. La respuesta sexual de las mujeres

funciona de manera similar que en el caso de los hombres, en tanto que los genitales se inyectan de sangre y que el clítoris —al igual que el pene— alcanza una erección. Aún no queda claro si el inducir un mayor flujo de sangre hacia los genitales realmente aumenta la capacidad sexual y el gozo en las mujeres, como sucede en el caso de los hombres. Una de las realidades del envejecimiento es que la sensación sexual decrece en cierta medida. Esto es cierto, tanto en el caso de los hombres como en el de las mujeres.

¿Cuáles son las enfermedades propias de la vejez que pueden afectar mi vida sexual?
Todas las siguientes enfermedades pueden tener un impacto en tu vida sexual, pero puedes emplear medidas de autoayuda para sobreponerte a las dificultades.
• La artritis ataca a las articulaciones y puede afectar la movilidad y la comodidad durante los encuentros sexuales. El tomar un baño caliente e ingerir pastillas analgésicas antes de un encuentro sexual puede proporcionar cierto alivio.
• Las personas que han sufrido ataques cardíacos, generalmente se sienten angustiadas de que un encuentro sexual pueda precipitar otro ataque. Las estadísticas demuestran que es poco probable, especialmente entre parejas que tienen una relación duradera. Ciertas investigaciones japonesas demuestran que es más probable que una persona sufra un ataque cardíaco durante un encuentro sexual extramarital. Se supone que esto se debe al hecho de que, en una situación semejante, existe un incremento de tensión emocional. Pero, incluso esto es poco probable.

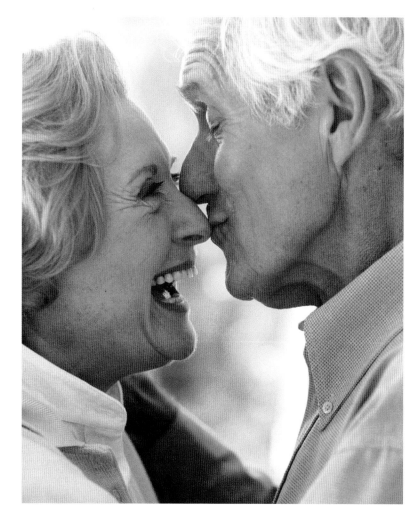

consejossexuales

Cómo mejorar la vida sexual y la intimidad en la vejez

Algunos problemas sexuales y emocionales se vuelven más comunes en la vejez. La carencia de lubricación vaginal, la lentitud para encenderse sexualmente y un deterioro de la intimidad y del afecto entre los miembros de la pareja son algunos de los problemas de esta etapa de la vida. Los siguientes consejos pueden ser de gran ayuda:

• Incrementa la humedad vaginal al emplear lubricantes de buena calidad. Se pueden conseguir en la forma de gel. Algunos productos cuentan con aplicadores que han sido diseñados especialmente para esa función.

• Pueden mejorar las sensaciones durante el encuentro sexual pasando más tiempo entregados a la estimulación mutua y dedicados a los juegos preliminares.

• Puedes mejorar la estimulación erótica al incurrir en ciertas actividades, como ver películas eróticas. Los buenos filmes de este tipo pueden muchas veces ayudar a iniciar el proceso de deseo y de excitación, convirtiéndose así en una verdadera ayuda sexual. La literatura de este género puede brindar los mismos resultados. También puedes usar juguetes sexuales y navegar por los sitios eróticos de Internet.

• Mejora las respuestas físicas de tu cuerpo. Considera la posibilidad de iniciar un tratamiento de reposición hormonal o de testosterona.

• Pueden hacer una cita especial para prodigarse intimidad.

• Pero lo importante es que sean cariñosos y atentos. ¡Demuéstrense amor!

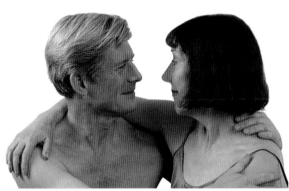

• La diabetes puede ocasionar infecciones tanto en la vagina como en la vulva, pero sólo si no se le maneja adecuadamente. El efecto de la diabetes en el sexo es más notorio en el caso de los hombres, pues puede ocasionar impotencia.

• Algunos problemas ginecológicos, tales como la caída de la matriz y el cáncer cervicouterino, son más comunes en las mujeres mayores. Cualquier síntoma ginecológico, como los ya descritos, deben darse a conocer al médico inmediatamente.

endetalle

La histerectomía y la vida sexual

A muchas mujeres mayores ya se les ha realizado la histerectomía. La operación consiste en extraer el útero y, en ocasiones, el cérvix, las trompas de Falopio y los ovarios. Algunas mujeres se hacen la histerectomía para erradicar problemas menstruales sin remedio, como es el caso de la endometritis. En el caso de mujeres mayores, se puede realizar la histerectomía como tratamiento contra la matriz caída o el cáncer cervicouterino.

A pesar de que el deseo sexual se ve disminuído después de la operación, durante la etapa en que los tejidos internos aún se encuentran en recuperación, tu deseo sexual, así como tu sensibilidad sexual, deberán alcanzar, en poco tiempo, los mismos niveles que tenías antes de ser operada. El realizar los ejercicios Kegel (ver la página 67) es una buena manera de tonificar los músculos de la vagina y de aumentar tu placer sexual.

Si tu cérvix fue extirpado, es posible que sufras de una pérdida de sensibilidad durante el coito. Si esto te afecta, intenta compensar esa carencia prestando mayor atención al clítoris y al punto G.

¡habilidades íntimas

Algunas mujeres poseen la capacidad de demostrar afecto y amor a su pareja. Otras prefieren no demostrar afecto hasta conocer bien a su pareja, tanto en términos sexuales como emocionales.

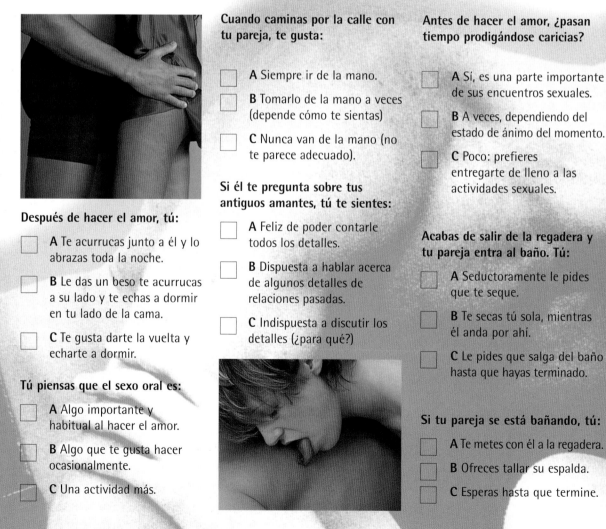

Después de hacer el amor, tú:

- [ ] **A** Te acurrucas junto a él y lo abrazas toda la noche.
- [ ] **B** Le das un beso te acurrucas a su lado y te echas a dormir en tu lado de la cama.
- [ ] **C** Te gusta darte la vuelta y echarte a dormir.

Tú piensas que el sexo oral es:

- [ ] **A** Algo importante y habitual al hacer el amor.
- [ ] **B** Algo que te gusta hacer ocasionalmente.
- [ ] **C** Una actividad más.

Cuando caminas por la calle con tu pareja, te gusta:

- [ ] **A** Siempre ir de la mano.
- [ ] **B** Tomarlo de la mano a veces (depende cómo te sientas)
- [ ] **C** Nunca van de la mano (no te parece adecuado).

Si él te pregunta sobre tus antiguos amantes, tú te sientes:

- [ ] **A** Feliz de poder contarle todos los detalles.
- [ ] **B** Dispuesta a hablar acerca de algunos detalles de relaciones pasadas.
- [ ] **C** Indispuesta a discutir los detalles (¿para qué?)

Antes de hacer el amor, ¿pasan tiempo prodigándose caricias?

- [ ] **A** Sí, es una parte importante de sus encuentros sexuales.
- [ ] **B** A veces, dependiendo del estado de ánimo del momento.
- [ ] **C** Poco: prefieres entregarte de lleno a las actividades sexuales.

Acabas de salir de la regadera y tu pareja entra al baño. Tú:

- [ ] **A** Seductoramente le pides que te seque.
- [ ] **B** Te secas tú sola, mientras él anda por ahí.
- [ ] **C** Le pides que salga del baño hasta que hayas terminado.

Si tu pareja se está bañando, tú:

- [ ] **A** Te metes con él a la regadera.
- [ ] **B** Ofreces tallar su espalda.
- [ ] **C** Esperas hasta que termine.

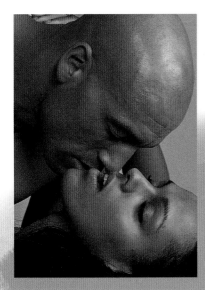

Él está muy estresado tras de un largo día de trabajo. Tú:

☐ **A** Le dices que se desvista y le das un largo masaje reparador.

☐ **B** Hablas largamente sobre sus preocupaciones.

☐ **C** Le dices que se siente y le preparas un té.

Tu velada ideal con tu pareja es:

☐ **A** Cenar, charlar y tener sexo ardiente.

☐ **B** Rentar una película y acurrucarte a su lado.

☐ **C** Ver televisión, comer pizza y tirarse en la cama.

Has sido invitada a una boda para el año que entra. Tú:

☐ **A** Emocionada, le pides que te acompañe.

☐ **B** Le hablas acerca de la boda y esperas a ver qué te dice.

☐ **C** No se lo mencionas: no hay garantía de que aún estarán juntos el año entrante.

Piensas que tu compañero es infeliz. Tú:

☐ **A** Lo llevas a cenar y lo animas a hablar.

☐ **B** Le preguntas de su problema, esperando no ser tú.

☐ **C** En silencio te preocupa ser la causa. Esperas que él hable.

Cuando deseas probar una nueva posición sexual, tú:

☐ **A** Se lo sugieres en cuanto lo ves.

☐ **B** Esperas hasta que estén en cama, y luego se lo pides.

☐ **C** Intentas inducirlo a ello la próxima vez que tengan relaciones.

Él lleva puesto un nuevo traje que encuentras muy sensual. Tú:

☐ **A** Le dices que se ve súper.

☐ **B** Dices que le sienta bien.

☐ **C** No dices nada.

Si piensas que te estás enamorando de tu nuevo compañero, tú:

☐ **A** Se lo dices.

☐ **B** Esperas a que te diga "Te amo" para decírselo.

☐ **C** No necesitas decírselo.

RESPUESTAS

Una mayoría de respuestas A: te sientes a gusto contigo misma, tanto en términos físicos como emotivos, y esto te permite mantener relaciones estrechas con otras personas. Eres generosa y capaz de abrir tus sentimientos ante un compañero. La intimidad puede crear relaciones fuertes y equilibradas —pero debes ser cautelosa: tu naturaleza cariñosa y tu candor emocional podrían volverte vulnerable a una decepción amorosa con el compañero equivocado.

Una mayoría de respuestas B: te complace la intimidad y reconoces que es una parte importante de tu relación, pero en tus adentros guardas cierto temor de que, de mostrarte demasiado complaciente, podrías ser herida. Necesitas incrementar la confianza en ti misma y relajarte respecto a tus sentimientos. Debes tomar la iniciativa más a menudo y decir lo que realmente sientes.

Una mayoría de respuestas C: necesitas creer firmemente que tu relación es lo suficientemente importante como para que abras el corazón a tu pareja. Quizás tus reservas de estrechar relaciones con alguien tengan que ver con relaciones pasadas fallidas o con la carencia de afecto durante la niñez. Analiza tu relación actual por sus propios méritos y pregúntate si esta relación es realmente buena. Si la respuesta es positiva, entonces debes aprender a dominar tus inhibiciones y trabajar con tu compañero en fomentar una mayor intimidad. Recuerda que él necesita sentirse amado.

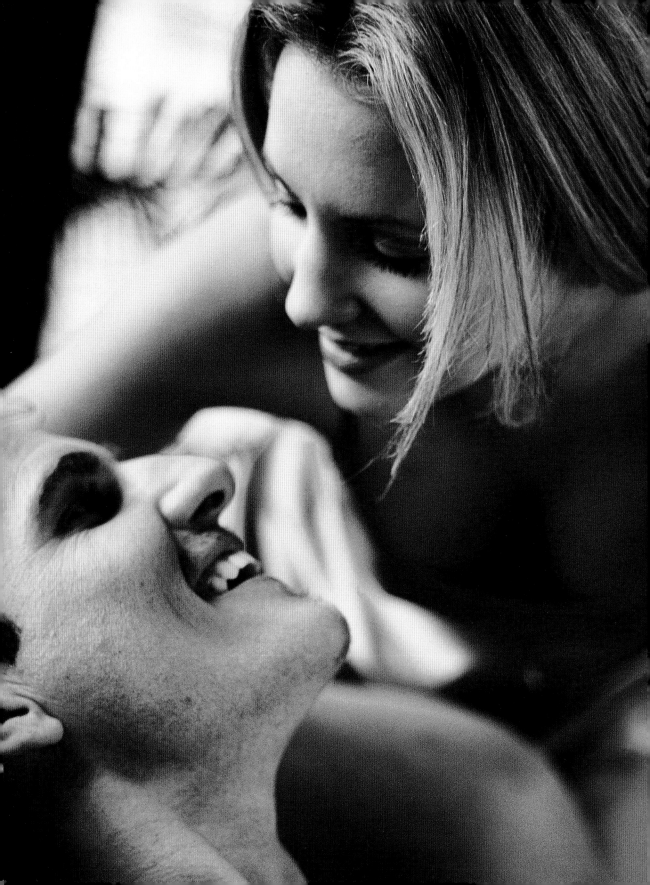

los solteros

La soltería es un estilo de vida positivo en el siglo XXI, y uno que la gente busca cada vez más. La soltería incluye encuentros sexuales casuales, salir con distintas parejas o buscar una relación duradera. También puede excluir las relaciones sexuales totalmente.

La soltería

Me encanta ser soltera, pero ¿es normal no tener una relación seria durante mucho tiempo?

Las estadísticas demuestran que muchas personas están optando por vivir por su propia cuenta. En el Reino Unido, uno de cada seis hogares pertenece a una persona soltera y esta cifra va en aumento. El ser soltera no necesariamente significa ser célibe, pero sí significa tener el tiempo y el espacio suficientes para concentrarte en tu trabajo, en tus amistades y en otros aspectos de la vida que valoras. Goza esta época de tu vida y considera que tu estilo de vida es un lujo.

No deseo una relación pero sí extraño tener relaciones sexuales. ¿Qué hago?

La solución obvia para la frustración sexual es la masturbación. Aparte de esto, otra opción es mantener relaciones casuales (ver las páginas 96-97). Sin embargo, el sexo casual puede proporcionar una manera de evitar la

intimidad si has sido herida en el pasado. Si aún te estás reponiendo de un rompimiento doloroso, quizás lo mejor sería que no mantengas ningún tipo de encuentro sexual hasta que te repongas.

¿Con qué regularidad suelen masturbarse las personas solteras?

Si eres joven y tienes un gran ímpetu sexual, entonces es normal que te

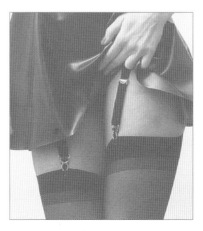

masturbes una o más veces al día. La masturbación sólo se convierte en un problema cuando es compulsiva y cuando te impide hacer otras cosas.

¿Cómo puedo evitar sentirme tan solitaria cuando estoy soltera?

Brevemente: mantente activa y cuida de tu salud, tanto física como mental. Encuentra algún tipo de ejercicio que te procure placer (el ejercicio es un excelente antidepresivo). Nutre las relaciones que mantienes con tus amistades, tu familia y tus colegas. No esperes a que te inviten a salir; ten iniciativa y haz los arreglos tú misma e invita a los demás. Y encuentra alguna manera de expresar tu creatividad, tanto en el trabajo como en tus momentos de esparcimiento.

El sexo casual

¿Cuál es la mejor manera de coquetear con alguien?

Pregunta a las personas cosas acerca de sí mismas, muestra un interés genuino, escucha lo que están diciendo sin interrumpirlos y míralos directamente a los ojos cuando hablen. A todos nos encanta recibir atención. Un método efectivo para animar a otros a abrirse es revelar cosas acerca de uno mismo. Esto crea una atmósfera de intercambio equitativo. No tengas miedo de usar el sentido del humor y las bromas al coquetear, pues la risa es un gran afrodisíaco.

¿Cómo puedo demostrarle a una persona que realmente la encuentro atractiva?

Si realmente te sientes atraído hacia una persona, se te notará claramente en la mirada. Las pupilas se dilatan de manera natural cuando sientes atracción por alguien, y la persona que te mira a los ojos seguramente tendrá una respuesta instintiva. Así que no debes temer el prolongar tu mirada por más tiempo de lo que se acostumbra normalmente. También puedes transmitir sentimientos a través de otros aspectos del lenguaje corporal. Intenta sonreir, mover la cabeza, aproximarte físicamente a la otra persona, y tocar su brazo o su hombro. Haz que tu lenguaje corporal sea amistoso, e intenta no cruzar tus piernas, tus brazos o alejarte.

¿Debo llevar condones, por si acaso?

Es una buena idea llevar condones siempre, anticipando cualquier posibilidad de tener un encuentro sexual. Si te acostumbras a traer condones, asegúrate de revisar periódicamente su fecha de caducidad.

Me siento incómoda de dormir en la cama de otra persona, especialmente si no la conozco muy bien. ¿Es demasiado grosero que me levante y me vista para irme a casa inmediatamente después de haber hecho el amor?

El ir a casa inmediatamente después de haber terminado de hacer el amor realmente suena muy drástico. Parte de la alegría que brinda el sexo es la sensación de bienestar y contento que nos invade inmediatamente después del orgasmo. Ten en mente que, al hacer algo así, tu pareja podría sentirse rechazada por tu urgencia de irte a casa. Puedes conceder quedarte un rato más, después de haber terminado de hacer el amor, o permanecer a su lado hasta que tu pareja se duerma. Explícale con anticipación que no podrás quedarte toda la noche. Dile que se te dificulta relajarte en un ambiente nuevo, pero que esto no refleja en nada lo que sientes.

Puedo tener orgasmos casi de inmediato cuando hago el amor con un completo extraño. Pero cuando ya me encuentro en una relación, me resulta imposible alcanzar el clímax. ¿Qué pasa?

Es posible que la intimidad de una relación te provoque mucha tensión o te haga sentir abrumada. Me atrevo a sugerir que éste es un problema emocional que podría desaparecer gracias una terapia sexual.

Desde que me divorcié, he descubierto quién soy sexualmente, gracias a ciertos encuentros casuales. Pero, ¿por qué me siento tan sola?

A pesar de que el sexo casual te ha puesto en contacto con aspectos relegados de tu sexualidad, no ha sido capaz de satisfacer la necesidad que tienes de entablar una intimidad y una relación de compañerismo con alguien. Presta atención a tus sentimientos quizá sea el momento de entablar una relación profunda.

¿Debo tomar ciertas medidas de protección cuando tengo relaciones casuales?

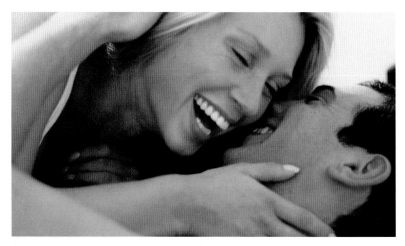

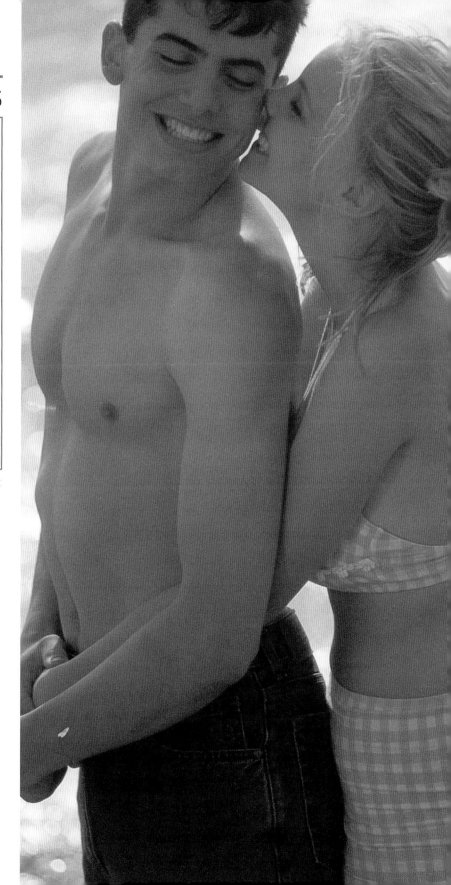

consejosemocionales

Sexo casual

- Habla claramente para que ambos sepan qué esperar.
- Dale tiempo a la gente. Comienza por insinuárteles discretamente —si no responden, deja de coquetear y espera a ver qué sucede luego.
- Descubre cuál es la verdadera personalidad de quién has escogido. Haz preguntas pero no te excedas.
- Si ya has adquirido cierta intimidad con alguien, pregúntale si le gusta lo que le estás haciendo y si desea que sigas adelante.
- Ten cuidado con las personas que están bajo los efectos del alcohol. Es posible que no esten conscientes de lo que hacen.

Sí, intenta seguir las siguientes medidas:
- Siempre usa un condón. Aprieta la punta y desenrolla el condón a todo lo largo del pene.
- Hazte una revisión ginecológica con cierta regularidad.
- Si decides no tener relaciones sexuales, muéstrate firme.
- Aprende a preguntar con delicadeza acerca del historial sexual de tu compañero. Puedes preguntarle, "¿Hace cuánto tiempo que no te haces una prueba de SIDA?".
- Recuerda que para tener relaciones sexuales no es necesaria la penetración. Puedes sugerir una masturbación mutua.
- Si vas a la casa de alguien que acabas de conocer, avisa dónde vas a estar, especialmente si eres mujer.

Empezar de nuevo

Hace poco rompí relaciones con mi compañero de mucho tiempo y me pregunto cuánto tiempo sería prudente esperar para buscar un nuevo compañero.

Todos tienen diferentes reacciones ante los rompimientos amorosos. Algunas personas se sienten ansiosas por pensar que ya no son atractivas e, inmediatamente, buscan una nueva pareja sexual. Paradójicamente, una vez que este tipo de personas adquieren cierta autoestima a través del sexo, pueden seguir adelante muy bien, sin la necesidad de una pareja. Otras personas se sienten tan acongojadas que no pueden siquiera pensar en la posibilidad de tener un nuevo compañero o compañera. Otras personas más, piensan que deberían dedicarse inmediatamente a salir con otros porque ven esto como parte de su recuperación, pero se les dificulta sentir atracción por alguien nuevo. Pueden pasar incluso dos años antes de reponerse de la pérdida de una relación amorosa importante (y, en algunos casos, incluso más). Yo diría que si te sientes embargada de dolor, valdría la pena esperar un tiempo. Es mejor que no te marques una fecha límite definitiva. Espera a ver cómo te sientes y guíate por tus instintos. En ocasiones, el sentirse atraída espontáneamente hacia una nueva persona puede ser la primera señal de que el duelo por un compañero pasado ya ha terminado.

Yo ya estoy lista para iniciar otra relación. ¿Dónde puedo conocer a una pareja para establecer una relación duradera?

La investigación demuestra que la proximidad generalmente propicia que se inicien relaciones amorosas. Esto significa que lo más probable es que llegues a conocer a tu futuro compañero en tu propio barrio, en el lugar donde trabajas, en la escuela o en la universidad, en el hogar de alguna amistad común, en una fiesta, cuando estés de vacaciones o en tu iglesia.

Sin embargo, si no tienes tiempo para socializar o si la mayor parte de las personas que conoces ya tienen pareja, también tendrías una buena oportunidad de formar relaciones nuevas a través de una agencia que se dedique a reunir parejas o por medio de Internet. Las agencias que se dedican a esto siempre intentan juntar personas que sean de edades similares, que provengan de ambientes semejantes, y que compartan los mismos intereses y gustos. Muchas de estas agencias realizan excursiones, fiestas y actividades que hacen más informal y ligero el encuentro entre dos desconocidos.

¿Qué significa si...
sigo comparando a amantes potenciales con mi excompañero?

Cuando acabas de terminar con una relación, sobre todo si ha sucedido recientemente, resulta inevitable hacer comparaciones entre lo nuevo y lo ya conocido. Pero si sientes que las comparaciones te están impidiendo seguir adelante, podría significar que:

• Aún no ha terminado la etapa de duelo por tu antiguo amante y necesitas más tiempo.

• Todavía sientes que no todo está dicho entre tu examante y tú y que te haría mucho bien hablar directamente con él o ella acerca del asunto o, bien, con un consejero.

• Las personas que acabas de conocer no pueden realmente compararse con tu exnovio.

• Tus metas respecto a lo que buscas en un nuevo compañero son poco realistas.

Pasé por un rompimiento difícil hace más de un año. Pienso que ya estoy lista para emprender otra relación, pero no me siento muy segura de mí misma. ¿Cómo puedo aprender a tener más seguridad?

Es muy común que uno se sienta inseguro después de terminar una relación amorosa y toma cierto tiempo recuperar la autoestima. Intenta practicar el ejercicio "sí/no". Es una técnica sencilla que se emplea para entrenar a las personas a ser positivas. En el transcurso de una semana, trata de decir que "sí" a tres cosas que realmente quieras hacer, y decir "no" a tres cosas que realmente no deseas hacer. Podría ser tan sencillo como decir que "sí" a comer una barra de chocolate porque realmente deseas comerla, o decir que "no" vas a comer esa barra de chocolate, porque realmente deseas eliminar los dulces de tu dieta. O podría ser algo más importante, que transforme tu vida, como decir que "no" a salir con un tipo aburrido o decir que "sí" al ceder a tu impulso de iniciar una conversación con un hombre que te parece atractivo. Éste es un ejercicio sumamente sencillo, pero puede transformar tu vida radicalmente.

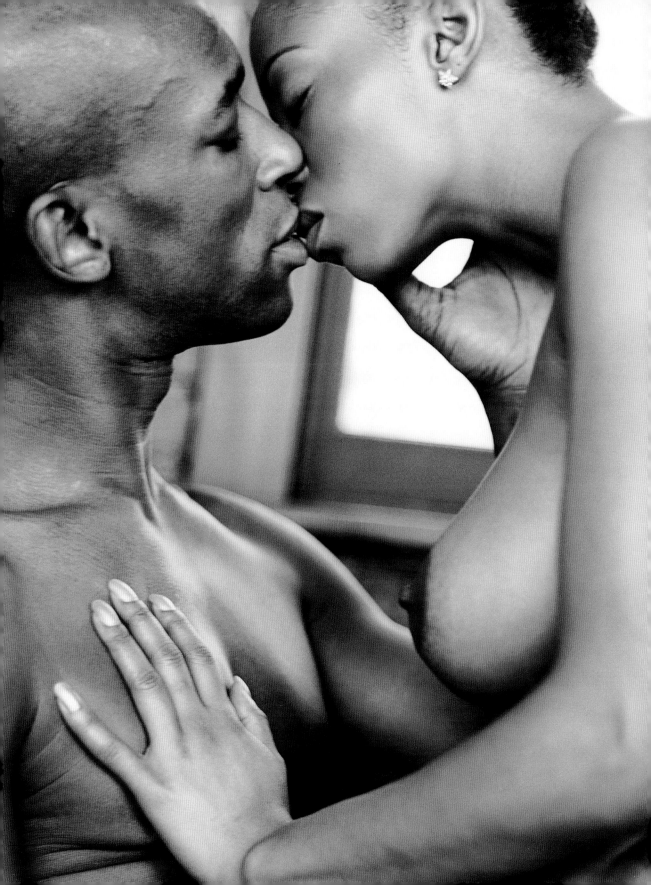

Citas amorosas

Las primeras citas amorosas siempre son tan torpes. ¿Existe alguna manera de que sean más ligeras?

Si es posible, primero conoce a alguien nuevo dentro del contexto de un grupo. Si esto resulta difícil, acude a algún evento específico o algún espectáculo, como un concierto, una película, una obra de teatro, la inauguración de alguna muestra pictórica o bien un evento deportivo. De esta manera, tendrán algo de qué hablar, lo cual resulta mucho menos estresante que tener que centrar su atención el uno en el otro. Quizá también resulte mucho más sencillo encontrarse para comer al medio día, en vez de reunirse de noche. Si la posibilidad de hacer el amor se presenta en tu primera cita, intenta afinar tus intuiciones respecto a esta persona. Si él o ella te parece una persona adecuada, sigue adelante. Si no, entonces di algo semejante: "Aún no estoy del todo lista(o)." Esto te dará la oportunidad de tener relaciones en el futuro, en caso de que ambos llegasen a desearlo.

¿Qué tan importante es la apariencia y la vestimenta cuando se tiene una cita amorosa?

Los atributos físicos no deberían ser importantes, pero la verdad es que sí causan una impresión duradera en un compañero o compañera potencial. No es necesario ser una belleza (las investigaciones al respecto demuestran que la gente prefiere personas de apariencia normal), pero sí es necesario ser amistoso/a, asequible, bien arreglado/a y limpio/a. La autoestima es una cualidad atrayente en el caso de una compañera potencial y, si la ropa nueva y un buen corte de pelo pueden hacerte sentir más confianza en ti, bien vale la pena gastar un poco de dinero en estas cosas. También debes prestar atención a tu lenguaje corporal —el lenguaje corporal negativo o defensivo, tal como mirar hacia otro lado cuando uno está con otra persona; puede ser percibido como un rechazo. Si te paras o sientas de frente a la otra persona, con tus brazos abiertos, darás la impresión

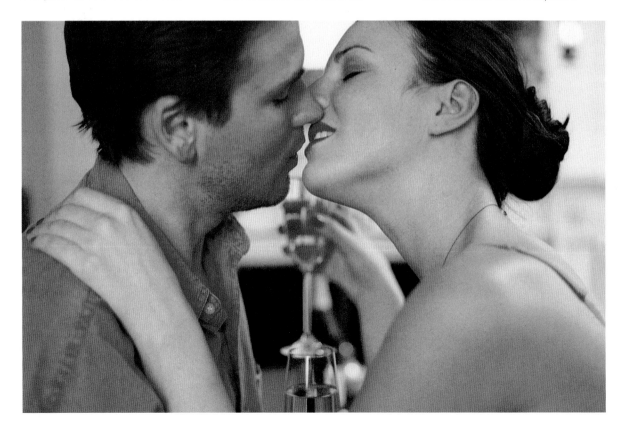

de que le ofreces una bienvenida sincera.

Ciertas investigaciones indican que todos calificamos nuestro propio atractivo y que, consciente o inconscientemente, escogemos parejas que nos califican de la misma manera que lo hemos hecho nosotros.

Realmente me aburren los juegos de las personas que salen juntos por primera vez. ¿Hay algo malo con ser frontal y decidido?

Quizás esto funcione bien para ti, pero el problema generalmente está en los demás. Si estás saliendo con una persona que aún no posee la confianza o la experiencia de vida lo suficientemente extensa como para que pueda compartir tu estilo directo, corres el riesgo de parecerle demasiado brusco, poco sutil o incluso intimidante. En cambio, si sales con alguien con tanta experiencia como tú, quizás esa persona sepa apreciar tu candor. Si deseas una relación amorosa y no una relación lujuriosa, toma en cuenta que debe

Dato sexual

Una compañía de teléfonos británica realizó una encuesta en la que preguntó a diversas personas qué pensarían de una mujer que le llama a un hombre para pedirle una cita. Las mujeres que participaron en la encuesta consideraron que la mujer sería tratada con falta de respeto. Por el contrario, la mayoría de los hombres entrevistados dijeron que sería maravilloso recibir una llamada semejante y que desearían que las mujeres lo hicieran más a menudo.

existir un cierto grado de misterio —hacia donde la imaginación pueda viajar— así que intenta no ser tan cándido que pierdas toda posibilidad de iniciar un verdadero romance. Escoge a tu amante con cuidado y planea bien cómo te le acercarás.

Siendo una mujer de 25 años, detesto esperar una llamada telefónica después de haber

salido con alguien. ¿Resulta demasiado agresivo que yo le llame al hombre al día siguiente si deseo verlo nuevamente?

A muchos hombres les encanta la idea de compartir con las mujeres la responsabilidad de propiciar las citas —este tipo de agresividad positiva es muy bien recibida. El único aspecto negativo de hacer una llamada telefónica al día siguiente es que algunos hombres (y mujeres) pueden interpretar tu llamada como un signo de demasiada avidez de tu parte. Emplea el análisis que has hecho de la personalidad de tu pareja para saber qué camino tomar y, si acaso tienes dudas, espera un par de días antes de hacer algo.

¿Cómo puedo darme cuenta de si realmente le gusto a la persona con la que estoy saliendo?

Las cosas sencillas, tales como llevarse bien, reírse, tener mucho de qué hablar, sentir que la otra persona está genuinamente interesada en ti al hacerte preguntas sobre tu persona —y, sobre todo, escuchando con atención las respuestas— todo ello combinado con mucho contacto físico, con sonrisas y miradas penetrantes, son signos muy sanos que indican que todo marcha viento en popa. Algunas personas suelen mostrar su agrado por otra persona a través del sexo, que es la razón por la cual el hacer el amor muchas veces adquiere una gran intensidad al inicio de una relación.

¿Cuándo es el momento adecuado para decirle a alguien que realmente me gusta mucho?

Eso es lo que todo mundo quisiera escuchar, así que debes hacerlo tan pronto como quieras. Pero debes

consejosemocionales

Cómo decirle que ya no deseas verle:

Decir a alguien que ya no deseas continuar saliendo con él o ella, puede convertirse en un asunto difícil para ti y doloroso para la otra persona. Haz lo posible por hablar cara a cara en vez de llamarle por teléfono o fingir que ya no existe.

- Muéstrate firme y directa/o, pero no cruel. Brinda una razón verosímil para este cambio.
- Debes estar preparada/o para explicar tus razones una o más veces.
- Permite que la otra persona pueda expresar sus sentimientos de ira o de tristeza.
- Dale tiempo para que pueda comprender lo que sucede.
- No des mensajes confusos al decir que todo ha terminado, para luego hacer el amor.
- Preséntale tu decisión como un cambio de sentimientos y no como una falla suya.

un caso

"Él cancela nuestras citas para ver a su exesposa."

Penny, 28 años

Recientemente comencé a salir con alguien que ha estado separado de su esposa y de sus dos hijos desde hace dos años. Él es una persona verdaderamente especial, pero continuamente cancela nuestras citas, alegando que debe encontrarse con su exesposa o para resolver alguna situación referente a los niños. Si se tratara de emergencias, lo comprendería, pero generalmente se trata de algo trivial. Nunca antepone el tiempo que compartimos a las exigencias de su exposa y ya no sé realmente si debamos seguir juntos."

Oliver, 35 años

Penny no tiene hijos propios y pienso que realmente no comprende cuánto amo a mis dos hijos. De por sí, me es sumamente doloroso ya no vivir en la misma casa con ellos. Mi exesposa lo sabe bien y a veces utiliza este recurso para hacerme saltar. Pero hasta que no se decrete el divorcio, siento que debo hacer lo que ella quiera. Los niños, y no mi exesposa, son lo que más me importa en la vida y no puedo darme el lujo de perderlos. Realmente me gusta mucho Penny, pues nos llevamos bien, tenemos muchas cosas en común y pienso que podríamos compartir un futuro juntos. Sólo necesito que sea paciente conmigo, hasta que se resuelva mi divorcio.

Anne responde:

❝ Este es un caso en el que ninguno de los dos miembros de la pareja está recibiendo lo que desea. Penny necesita sentirse especial y Oliver necesita alguien que sepa relegar su importancia durante esta primera etapa de su relación y, hasta cierto punto, en el futuro, en favor de los niños. A primera vista, no parecería que estas dos necesidades sean compatibles. Sin embargo, Oliver parece estar seguro de sus sentimientos hacia Penny y es ésta una base sólida sobre la cual podrán construir su relación. Oliver puede hacer que Penny se sienta especial por otros medios, que no tengan que ver con mantener sus citas con ella. Él también podría mostrarse más terminante con su exesposa. Podría ensayar cómo lidiar con las llamadas de su exesposa, por ejemplo: "Me encantaría ir a ayudar a los niños con sus tareas. ¿Por qué no hacemos una cita?." Podría dedicar ciertas noches a los niños y dedicar su fin de semana completo a Penny. A cambio, Penny intentaría confiar en los sentimientos que Oliver guarda por ella y mostrarse lo más paciente que pueda. ❞

comprender que, sólo porque te gusta una persona, esto no significa, desafortunadamente, que la otra persona sienta lo mismo que tú. Quizás la otra persona necesite más tiempo.

Me pongo muy nerviosa cuando hago el amor por primera vez con una nueva persona. ¿Cómo puedo relajarme?

Antes que nada, acepta que siempre habrá una cierta cantidad de torpeza y timidez cuando se hace el amor con alguien nuevo. Los siguientes consejos también pueden servir:

- Pasen mucho tiempo acurrucados, prodigándose caricias.
- Piensa que hacer el amor es una actividad que involucra el cuerpo entero y que no se trata sólo de estimular los genitales.
- Conversen y rían mucho.
- Tomen las cosas con calma, y no pienses que debes seguir adelante si en un momento dado ya no deseas el encuentro sexual.
- Si tu pareja te pide, "Hagámoslo después", muéstrate complaciente.
- Sé sincero respecto a tus dudas, pero asegúrate de no pronunciarlas como críticas.
- Si te sientes extremadamente consciente de ti mismo o sientes que estás actuando, ¡deténte!

He estado saliendo con una mujer durante un tiempo y la verdad es que nos llevamos bien. A mí me gustaría que tuviéramos relaciones sexuales, pero ella se siente nerviosa al respecto. ¿Qué puedo hacer?

Es muy común sentirse nervioso de iniciar relaciones sexuales con una nueva pareja, porque eleva a la relación a un nuevo nivel, y esto mismo puede hacer que muchas personas se sientan

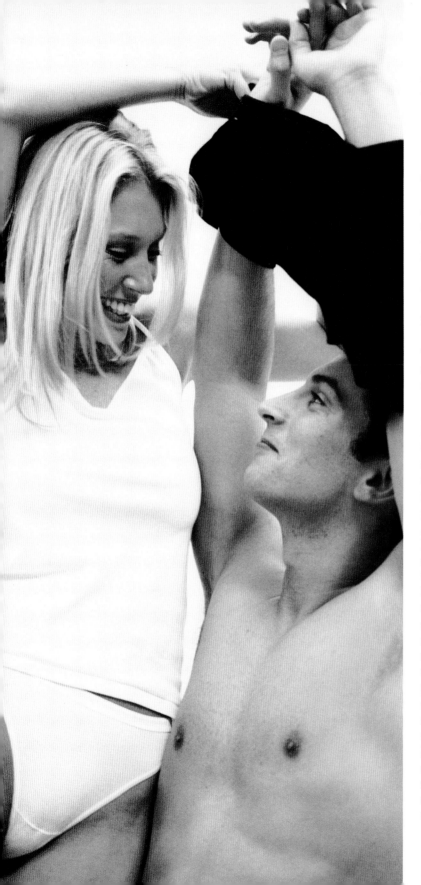

vulnerables. No apresures a tu pareja. Toma las cosas con calma e intenta poner en práctica estas técnicas de relajación antes de hacer el amor:

• Observa el lenguaje corporal de tu pareja. Si ella se está poniendo rígida o se hace un ovillo al extremo del sofá, no se te ocurra saltarle encima. Abrázala, acurrúcala contra tu pecho y acaríciala hasta que se relaje.

• Si tu pareja todavía está tensa, ofrece darle un masaje. Dile que no importa si no se convierte en un episodio sexual.

• Intenta acostarte con tu pareja sobre la cama, en la posición de "cucharas". Sincroniza tu respiración con la de tu pareja y lentamente comienza a alargar tus inhalaciones. Con suerte, tu pareja adaptará su respiración a la tuya y se relajará.

He estado saliendo con un hombre desde hace tres meses. Compartimos una fabulosa vida sexual, pero realmente no puedo contar con él, pues casi nunca me llama y nuestras citas son pocas y muy espaciadas. ¿Qué está pasando?

Podrían haber muchas razones para la aparente reticencia de tu amante. Quizás esté sumamente ocupado y lidiando con muchos y variados compromisos; es posible que carezca de experiencia en salir con mujeres o quizás desconozca cómo conducirse emocionalmente en una relación. Otra opción es que desee una relación puramente sexual, desprovista de cualquier atadura emocional (y también debes considerar la posibilidad de que esté casado o que viva con una pareja). Encuentra la manera de preguntarle acerca de su vida privada y sobre sus actitudes respecto a las citas amorosas y a las relaciones, pero hazlo con tiento.

Nuevas relaciones

¿Con qué frecuencia suelen las personas hacer el amor cuando se inicia una nueva relación? El otro día, mi novia y yo hicimos el amor 11 veces.

Durante los primeros furores de una relación, es común que los amantes hagan el amor varias veces al día, como parte del proceso de creación de un vínculo más profundo —los amantes jóvenes, claro está. El sexo es la manera más explícita de decir: "Me gustas y quiero meterme bajo tu piel." Aún así, sería exagerado decir que hacer el amor 11 veces en un sólo día, sea un caso típico. Por supuesto, quizá quieres decir que, en realidad, tuvieron 11 distintos orgasmos durante un sólo encuentro sexual (lo cual es posible en el caso de la mujer) u 11 episodios sexuales distintos, sin orgasmo alguno. En verdad, es sumamente difícil que un hombre pueda alcanzar 11 distintos orgasmos durante un periodo de 24 horas, independientemente de su edad. La declaración más notable que he escuchado, en este sentido, provino de una pareja adolescente, originaria de Hungría, quienes afirman que hicieron el amor 16 veces durante su noche de bodas, pero ¿quién puede comprobar tal hazaña? Tu pregunta me hace pensar que te preocupa la frecuencia sexual —con el tiempo, llegarás a comprender que no es tan importante contar las veces que se hace el amor, sino gozar de la unión que has establecido.

De muchas y distintas maneras, mi nuevo compañero parece ser el hombre perfecto. Me lleva a cenar, me compra flores, me besa apasionadamente, siempre se expresa de mí con grandes halagos y continuamente sugiere que lograríamos un encuentro ardiente en la cama. El único problema es que nunca ha ido más allá del beso y jamás hemos hecho el amor. Estoy comenzando a dudar de nuestra relación. ¿Debería yo confrontarlo con mis dudas?

Ya que no te ofrece ninguna explicación al respecto, me parece que debes ser tú quien tome la iniciativa, especialmente si ya has intentado tener un encuentro sexual y has fallado en el intento. Las razones que puedan explicar la reticencia sexual de este hombre pueden ser muchas y muy variadas: es posible que tenga esposa o una compañera permanente; puede ser que tenga temor de contraer alguna infección de transmisión sexual (ver las páginas 156-159); quizá ya haya contraído alguna infección de transmisión sexual; puede ser impotente; quizá sus creencias espirituales o religiosas lo insten a evitar el coito; podría estarse reservando para la mujer con la que piensa casarse (y tú bien podrías ser esa mujer); probablemente el sexo le cause temor psicológico; o es posible que esté jugando contigo. Sean cuales fueren sus razones, la relación entre ustedes no logrará desarrollarse hasta que discutan franca y honestamente sobre el asunto.

Mi nueva novia tiene una condición física fenomenal. Durante el coito, ella desea que yo la penetre con una

consejos emocionales

Cómo presentar a tus hijos a tu nueva pareja

Trata de presentar tu nueva pareja a tus hijos tan pronto como te sientas seguro de que la relación es estable, o si tu pareja piensa pasar la noche en tu casa. No tienes que entrar en detalles, pero es necesario que contestes cualquier pregunta que puedan formularte tus hijos. Intenta ser lo más honesto(a) que puedas, dando información apropiada para la edad de tus hijos.

• No mantengas en secreto tu relación. Menciona a tu nueva pareja en una conversación casual. Por ejemplo, "Mi nuevo amigo, Pablo, dijo..."

• Pídele a tu pareja que te visite en casa justo antes de salir, de manera que los niños tengan la oportunidad de conocerle, aunque sea rápidamente. Asegúrate de presentarlos formalmente, tal y como harías con cualquier otro amigo o amiga.

• Evita besarte con tu pareja delante de tus hijos, por lo menos hasta que él o ella sea una parte integral de tu vida.

• Avísales a tus hijos con antelación cuando tu pareja vaya a quedarse toda la noche contigo (en especial en las primeras ocasiones).

• Si tus hijos te preguntan dónde dormirá tu pareja, sé honesto(a) y diles: "En mi cama."

tu resistencia física. Mientras tanto, pregúntale si quisiera que le brindaras más sexo oral, que le provoques placer con un vibrador, o bien, gozar de la masturbación mutua. Como alternativa, puedes proponerle que sea ella quien se coloque sobre ti y que sea ella quien realice todo el trabajo pesado de mover agitadamente la pelvis —podrás concentrate en controlar tus impulsos orgásmicos.

Mi nuevo compañero es mucho más joven que mi exesposo, y también mucho más atlético —nuestros encuentros sexuales duran tanto tiempo que termino irritada. ¿Cómo puedo mantenerlo así de excitado?

Siempre hay un periodo de ajuste durante el cual los nuevos amantes se acostumbran a sus distintos estilos sexuales. En el caso de ustedes, necesitan sincronizar mejor sus tiempos sexuales. Intenta las siguientes técnicas, que han sido empleadas por las cortesanas durante siglos y han sido diseñadas para que el hombre pierda la calma:

• Acaricia sus testículos.
• Hazle cosquillas en el perineo (esa zona sensible que media entre los testículos y el ano).
• Inserta un dedo o un objeto seguro en su recto.
• Acaricia o pellizca sus pezones.
• Dale unas nalgadas moderadas.
• Susúrrale al oído algunas fantasías sexuales, aquéllas que sabes bien que lo colmarán de excitación.

¡No hagas todas estas cosas al mismo tiempo! Pruébalas una por una, hasta que descubras cuáles funcionan para él y cuáles no.

Recién comencé a salir con un viejo amigo, que tuvo problemas

energía y una rapidez que rebasan mis capacidades. Alcanzo el orgasmo demasiado pronto o, bien, siento que me falta el aire. No estoy acostumbrado a hacer el amor de esta manera. ¿Qué puedo hacer?

El sexo en una relación nueva es diferente y sorprendente por naturaleza. Pero, sin importar cuán deseoso te muestres, es imposible que puedas resistir demasiado, como por acto de magia. La mejor idea es decirle a tu novia cuál es la situación y luego anunciarle tus intenciones de desarrollar

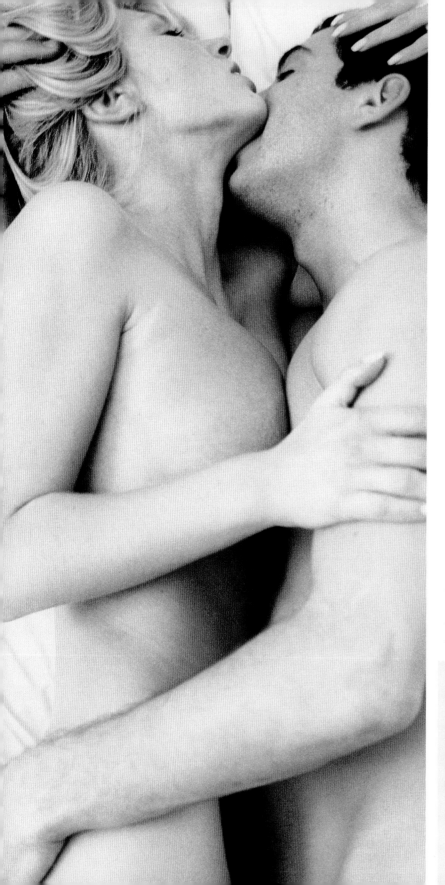

durante su matrimonio. **Aún no hemos tenido relaciones sexuales, pero cuando se desnudó delante de mí por primera vez, comprendí cuál era el problema —su pene es muy pequeño. ¿Tengo razón en preocuparme?**

Un pene corto no es un obstáculo para hacer el amor maravillosamente. Un hombre con una mente sensible y dedos hábiles puede lograr que una mujer enloquezca de pasión. También vale la pena recordar que los penes pequeños tienden a alargarse más cuando están erectos que los penes grandes. Evita hacer juicios apresurados hasta que hayan podido hacer el amor de distintas maneras.

Han pasado muchos años desde que murió mi esposa y, sin embargo, tengo un problema con mi nueva compañera. Realmente la deseo sexualmente, pero cada vez que comenzamos a hacer el amor, la imagen de mi esposa me viene a la mente y pierdo la erección. ¿Qué puedo hacer?

Este problema se presenta de vez en cuando en las clínicas que ofrecen terapia sexual y generalmente significa que las cosas van demasiado rápido con la nueva pareja. Probablemente te acostumbraste a tener un cierto patrón sexual con tu esposa y sientes que este patrón no se ajusta a tu relación con tu nueva compañera. Si el problema persiste, sugiero que tanto tú como tu novia intenten realizar algunos ejercicios *sensate focus* (ver la página 77). Esto les dará la oportunidad de relajarse y explorarse sexualmente sin la presión de tener que llegar al coito. También les permitirá crear su propia vida sexual, que es única en cada pareja.

¿Qué puede uno hacer cuando una mujer te compara con otro hombre? Mi nueva pareja estuvo casada con un tipo fantástico, que murió el año pasado. Creo que ella me ama, pero se me dificulta ser comparado con su marido quien, según creo, era asombroso en la cama.

Es importante que comprendas que muchos de los sentimientos, difíciles y dolorosos, que tu pareja experimenta actualmente no son, de ninguna manera, culpa tuya. Es posible que el sexo la ponga en contacto con las ocasiones en que hizo el amor con su esposo. A pesar de que las parejas pasadas no estén presentes a causa del divorcio o de la muerte, puede resultar muy difícil formar nuevos patrones sexuales. Si estás acostumbrado a hacer el amor de cierta manera durante años, puede resultar conmocionante el tener que aprender nuevas maneras de relacionarse sexualmente. Si tu amiga te está inculpando claramente por ser menos hábil que su marido, recuérdale que las relaciones sexuales con él fueron creadas poco a poco, a través de los años, y tú que también necesitas tiempo. Pídele que te enseñe lo que necesita, pero no temas seguir tu propio estilo sexual. Me temo que tendrán que atravesar una época tormentosa, que será una especie de tiempo de prueba. Es posible que tu amiga esté enojada con su marido por haberse muerto y quizás esté dirigiendo parte de su resentimiento y dolor en contra tuya. Siempre y cuando seas capaz de resistir los embates, tienes una buena oportunidad de crear una relación

uncaso

> *"La vida sexual empeoró cuando me fui a vivir con él."*

Wendy, 29 años

Las cosas iban bien entre Michael y yo durante los primeros meses en que empezamos a salir. Pero cuando me fui a vivir con él, nuestra vida sexual se fue cuesta abajo. Hace semanas que casi no tenemos sexo y esto me molesta. Amo a Michael pero me hace falta una mayor intimidad física. Le he dicho que quizá yo deba salirme de su casa, pero él no quiere que lo haga.

Michael, 38 años

Nuestra relación marchaba muy bien mientras Wendy venía de visita. Pero su decisión de mudarse conmigo me tomó por sorpresa. Por una parte quería que estuviera en mi casa, y por la otra sentí que había perdido mi espacio. Casi de inmediato decayó el interés sexual. No quiero que Wendy se vaya pero no sé qué hacer.

Anne responde:

" A pesar de sus diferencias, esta pareja parece amarse. Su problema es que han perdido el contacto —literalmente. Lo primero que deben tratar de hacer es acariciarse mutuamente durante 20 minutos (ver sensate focus, *pág. 77). Esto les permitirá ser sensuales y revivir paulatinamente su vida sexual. También necesitan destinar tiempo a discutir su relación —las debilidades de las nuevas relaciones a menudo se ven expuestas en puntos cruciales de la vida, como puede ser comenzar a vivir juntos (o incluso unas vacaciones). Michael necesita sentir que aún tiene independencia y Wendy necesita sentirse deseada y segura. "*

fantástica, pero no te dejes humillar. Sé persistente y firme. Y amoroso también.

¿Debo decirle a mi nueva pareja que tengo hijos? Me da miedo que pierda el interés.

Depende de los planes que tengas para dicha relación. Si sólo quieres salir y divertirte no es necesario. Pero

si quieres que vaya a tu casa y que la relación se profundice, entonces lo mejor es ser honesto. Al no decir la verdad, estás limitando el desarrollo de la relación.

habilidades
en las relaciones

Se requiere de experiencia, habilidad y entusiasmo para mantener viva una relación amorosa. Descubre si eres una persona afecta a las relaciones o si tener pareja te causa fobia.

Si conoces a alguien que podría llegar a ser tu pareja:

A Te emocionas, pues no puedes esperar para incluir a alguien más en tu vida.

B Te sientes feliz, pues será agradable llegar a conocerla.

C Te sientes complacido(a), pero te preocupa lo que pasará con tu tiempo libre.

¿Has tenido relaciones serias y de larga duración en el pasado?

A Sí —la mayor parte de tus relaciones han sido duraderas y de gran compromiso.

B Algunas, pero no muchas.

C No —todas tus relaciones han sido casuales.

¿Con qué regularidad te gusta ver a tu pareja?

A Lo más posible.

B Los fines de semana y algunas noches entre semana.

C 1 ó 2 veces a la semana.

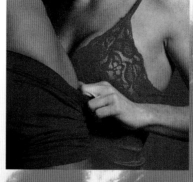

A medida que tu relación prospera, piensas que el sexo:

A Mejora cada vez.

B Alcanzó un nivel agradable.

C Puede volverse predecible tras un tiempo.

No te agradan particularmente algunas de las amistades de tu pareja. Tú:

A Haces un esfuerzo por que te sean agradables.

B Te comportas amablemente con ellos, pero esperas no tener que verlos mucho.

C Evitas las ocasiones en que estarán presentes.

Has hecho arreglos para salir a cenar con unos amigos, pero tu pareja te llama por teléfono y te dice que realmente necesita verte. Tú:

A Cancelas la cena y sales con tu pareja.

B Invitas a tu pareja a la cena y le dices que podrán estar solos más tarde.

C Le dices a tu pareja que no le puedes ver esta noche y haces arreglos para verla en otra ocasión.

Ya llevas dos años con tu pareja y hay alguien nuevo en la oficina, que llama tu atención:

A Aprecias el panorama pero no haces nada al respecto.

B Coqueteas un poquito.

C Coqueteas descaradamente y esperas llegar más lejos.

Cuando tienes preocupaciones o problemas fuera de la relación, tú:

☐ **A** Discutes tus asuntos con tu pareja.

☐ **B** Se los mencionas pero te encargas de resolverlos.

☐ **C** Los manejas por tu cuenta y no inmiscuyes a la pareja.

Sientes mucho cariño por tu pareja, pero tal parece que la comunicación entre ustedes está deteriorándose. Tú:

☐ **A** Apartas una velada para hablar con tu pareja de sus problemas, y solucionarlos.

☐ **B** Aguantas la situación y esperas que las cosas mejoren.

☐ **C** Lo tomas como un signo de que no son el uno para el otro.

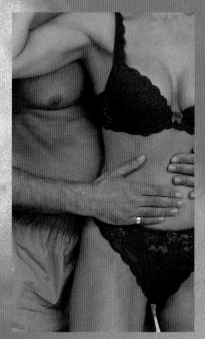

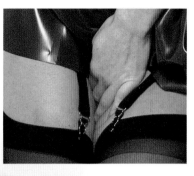

Tu pareja quisiera que ustedes dos cenaran en casa de sus padres regularmente. A ti:

☐ **A** Te encanta la idea.

☐ **B** Te complace pero preferirías no verlos seguido.

☐ **C** Te preocupa —no te gustan esas rutinas.

Tu pareja se ha ido por un par de semanas. Tú:

☐ **A** Estás al pendiente de sus llamada, o e-mails.

☐ **B** Aguardas con ansia su regreso.

☐ **C** Aprovechas tu libertad lo más que puedes.

A medida que tu relación se desarrolla, ustedes:

☐ **A** Intiman más.

☐ **B** Se acercan, no demasiado.

☐ **C** Aún sienten que no se conocen bien.

Cuando haces planes para el futuro, tú:

☐ **A** Incluyes a tu pareja.

☐ **B** Consideras varias opciones.

☐ **C** Excluyes a tu pareja.

RESPUESTAS

Una mayoría de respuestas A:
Eres bueno para ver las relaciones en términos duraderos y para mantener la frescura. No tienes miedo de comprometerte con tu pareja y de invertir tiempo y energía en desarrollar las bases para una relación duradera. El compromiso que has adquirido en una relación incluye mantener tu vida sexual excitante y variada. Sin embargo, pueden surgir problemas si sacrificas por completo tu vida personal en favor de tu pareja.

Una mayoría de respuestas B:
Tu criterio es amplio en cuanto a adquirir un compromiso, y tu actitud es positiva en cuanto a las relaciones duraderas. Realizando un pequeño esfuerzo por estimular la comunicación e incluir a tu pareja en todas las distintas áreas de tu vida, tienes un gran potencial para mantener una relación y cumplir cabalmente con ella. Cuando sientas que necesitas tu propio espacio, sin embargo, asegúrate de tomarlo.

Una mayoría de respuestas C:
Definitivamente necesitas tu tiempo y espacio. Las relaciones que mantienes con otros son importantes para ti, pero tienes mucho cuidado de que no invadan otras áreas de tu vida. Este temor te vuelve reacio a adquirir cualquier compromiso. Protege tu independencia por todos los medios, pero ábrete un poco. También vale la pena revisar tu actitud hacia el sexo en las relaciones —en vez de dejar que se convierta en una rutina aburrida, piensa que éste ayuda a incrementar la intimidad y a estrechar lazos.

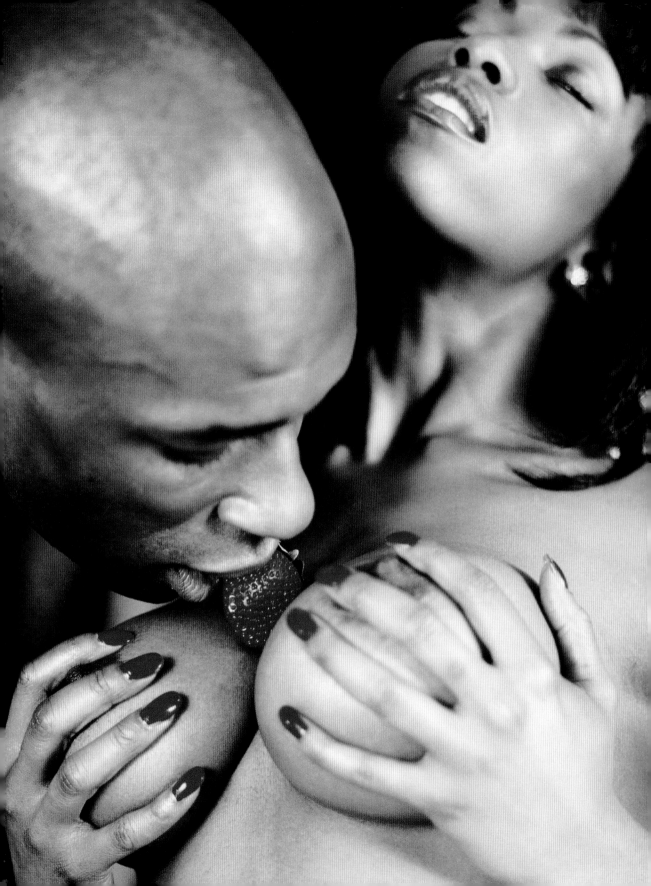

sazona tu vida sexual

Las relaciones más sensuales son aquéllas que mantienen viva la pasión. En vez de depender de rutinas gastadas, intenten jugar, compartir fantasías, experimentar con posiciones y técnicas nuevas y darse placer con juguetes sexuales.

Accesorios, herramientas y juguetes

¿Existen afrodisíacos que realmente funcionen?

No existe ninguna poción mágica que incremente el deseo sexual, la excitación, la habilidad o las percepciones sensuales (¡ojalá existiera!). Algunos afrodisíacos tales como la yohimbina o la "mosca española" suelen tener un efecto en los genitales, pero éste es leve y puede acompañarse de desagradables efectos secundarios. La yohimbina, que se obtiene de la corteza de un árbol africano, ejerce un efecto mínimo en el aumento de la excitación sexual y puede ocasionar una baja drástica de la presión sanguínea. La llamada "mosca española", hecha de los cuerpos secos y triturados de una especie de escarabajo, funciona al irritar e inflamar los genitales, pero también es un veneno e ingerirlo puede provocar la muerte.

En ocasiones, se emplea el alcohol como afrodisíaco —aunque dosis pequeñas pueden causar un efecto desinhibidor de tus sentimientos

sexuales, las dosis grandes ejercen el efecto opuesto e inhiben la actividad sexual al producir en la persona una especie de impotencia. Las sustancias más cercanas a los afrodisíacos y que son recomendados por los médicos son el sildenafil (Viagra) para hombres (ver las páginas 58-59) y la testosterona para las mujeres (ver la página 74), pero ambas deben ser ingeridas bajo supervisión médica.

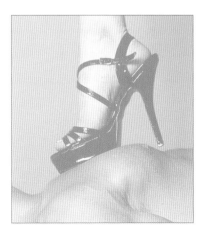

¿Funcionan realmente las cremas que prolongan la erección?

La mayor parte de estas cremas son anestésicos suaves, que funcionan al inhibir la sensibilidad del pene. Si acaso, seguramente disminuirán el deseo, en vez de incrementarlo. Sin embargo, la compañía farmacéutica que desarrolló el sildenafil (Viagra), está desarrollando actualmente una crema que estimula la producción local de óxido nítrico, un químico empleado por el cuerpo para detonar la dilatación de los capilares sanguíneos. Ciertas investigaciones indican que dicha crema tiene un 70 por ciento de probabilidades de curar la impotencia y también puede incrementar la sensibilidad genital, tanto en hombres como en mujeres.

¿Cuáles son los mejores lubricantes?

La jalea KY no desprende ningún aroma, es insabora y resbalosa en vez de pegajosa. "Sinselle" es un lubricante excelente –dirigido a mujeres mayores– que posee la consistencia exacta de las secreciones vaginales naturales. Uno de los mejores lubricantes, en términos de facilidad de uso y economía, es la saliva. Funciona de maravilla y tiene la ventaja de oler a ti o a tu pareja. También puedes comprar lubricantes con aromas frutales.

Existen muchos tipos y marcas de vibradores. ¿Cuáles son los mejores para estimular el clítoris?

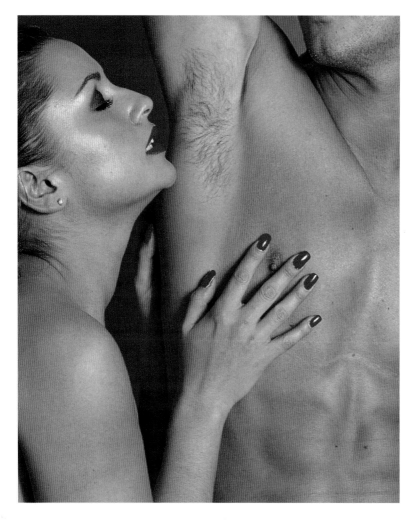

Un vibrador en forma de puro, que funciona con baterías, es tan bueno como cualquiera de los más sofisticados y cuesta mucho menos. También hay un vibrador delgado, con la forma de un lápiz, que ha sido diseñado especialmente para estimular al clítoris.

¿Dónde puedo comprar un vibrador?

Puedes comprar vibradores y otros juguetes sexuales directamente en una tienda de artículos sexuales, por correo (ver los anuncios en la parte posterior de las revistas sexuales) o también en Internet.

¿El orgasmo que se obtiene con un vibrador es distinto del que se experimenta en un encuentro sexual?

No –todos los orgasmos funcionan más o menos de la misma manera, siendo el clítoris el punto focal. Sin embargo, los orgasmos sí difieren en términos de experiencia subjetiva. El orgasmo que se obtiene con un vibrador puede parecer más intenso y puede durar más tiempo que el clímax que se obtiene en un encuentro sexual normal. A pesar de dicha intensidad, algunas mujeres sienten que les falta la gama de otras sensaciones físicas y emocionales que sólo pueden obtenerse en un encuentro real, de cuerpo a cuerpo.

He escuchado decir que algunos vibradores han sido especialmente diseñados para estimular el punto G. ¿Cómo funcionan?

La zona del punto G se encuentra muy arriba, en la pared interior de la vagina, y si puedes ejercer una presión vibrante y firme sobre ese punto, es posible que logres detonar un orgasmo. En teoría, cualquier vibrador cilíndrico podría ser usado para este fin, pero quizás encuentres que un vibrador especialmente diseñado para esta función, con un cuerpo largo y delgado, ligeramente curvo en la punta, puede servir muy bien. La punta curva ayuda a tocar directamente el punto G en un ángulo adecuado.

He visto un vibrador de forma ovoide. ¿Qué efectos produce?

Su invención data de los años setenta. Unido al huevo hay un plomo que se inserta dentro de una caja de control, que opera a base de baterías. Una vez que el huevo ha sido insertado dentro de la vagina, se enciende el control y el huevo vibra dentro de tí. Puede producir una sensación agradable al colocarlo en la entrada de la vagina, pero no así si se le inserta muy profundamente, pues allí no producirá casi ninguna sensación.

Mi novio me ha sugerido que use un estimulador de clítoris durante nuestros encuentros sexuales. ¿Cómo funciona esto?

Un estimulador de clítoris es un artefacto que generalmente es usado por el hombre en la base de su pene, y que ha sido diseñado para rozar contra el clítoris de su compañera durante el coito. Los estimuladores están hechos de hule suave y pueden ser de gran ayuda si el pene no logra entrar en contacto directo con el clítoris durante el encuentro sexual. La desventaja que presentan es que no necesariamente proporcionarán la suficiente presión o el ritmo que requieres para llegar al orgasmo. No pueden compararse con la sensación de una lengua o de unos dedos, por ejemplo. Otra desventaja es que, si el estimulador y el clítoris no han sido lubricados previamente, el clítoris puede quedar como anestesiado por los embates del aparato, lo cual significa que ¡no lograrás sentir absolutamente nada!

¿Qué hacen las bolas dúo?

Las bolas dúo son dos pequeñas bolas pesadas que, cuando son insertadas dentro de la vagina, suelen dar vueltas unas en torno de otra. Esto crea distintas sensaciones, dependiendo del ángulo en que estés sentada o acostada y, supuestamente, deben mantener a la usuaria en un estado permanente de excitación sexual. Sospecho que las bolas dúo sólo funcionarían si eres una persona excepcionalmente sensible, pues el interior de la vagina no cuenta con muchas terminaciones nerviosas.

¿Hay vibradores para hombres?

Hay dos tipos principales de vibradores que han sido diseñados especialmente para hombres. Uno tiene la forma de un anillo, que se coloca en la base del pene (se enciende una caja de control en base a baterías, para hacer que el anillo vibre). Puede usarse durante la masturbación o en un encuentro sexual con tu pareja. El otro tipo de vibrador masculino, que también puede ser empleado sobre el cuerpo de una mujer, es un artefacto corto, ligeramente curvo, diseñado para ser insertado en el ano. Un mecanismo especial impide que

consejossexuales

Juguetes sexuales para hombres y para mujeres

Existe una enorme variedad de juguetes sexuales que se pueden comprar en tiendas de artículos sexuales. He aquí una selección de los más populares.

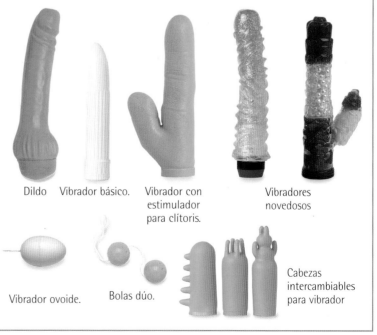

Anillo básico para pene.

Anillo para pene con estimulador.

Dildo

Vibrador básico.

Vibrador con estimulador para clítoris.

Vibradores novedosos

Vibrador ovoide.

Bolas dúo.

Cabezas intercambiables para vibrador

el vibrador penetre el ano y se pierda en el interior del recto. Cuando se inserta, la parte curva del vibrador masajea la glándula prostática, que es una zona de sensibilidad extrema, y esto puede derivar en un orgasmo rápido.

¿Qué son los anillos para el pene y cómo funcionan?

Los anillos para pene han sido diseñados para hombres a quienes se les dificulta mantener una erección. Una razón común de este fenómeno es que el flujo de sangre que entra al pene vuelve a

¿Qué significa si...

mi pareja requiere pornografía para excitarse?

Para la mayoría de los hombres, la pornografía es un placer adicional, que no involucra los sentimientos. Servirse de la pornografía podría compararse a comer un distinto tipo de alimento al acostumbrado o dedicarse a un entretenimiento agradable. Sin embargo, el que alguien dependa demasiado de la pornografía podría significar una de las siguientes cosas:

• Tu compañero quizás tenga problemas para excitarse sexualmente, y la pornografía le proporciona ese sazón adicional que se necesita para desatar los mecanismos sexuales.

• Tu compañero se ha acondicionado a sólo excitarse en respuesta a la pornografía.

• En circunstancias excepcionales, la pornografía es usada como una alternativa a un encuentro sexual con la pareja. Cuando esto sucede, indica que existen problemas dentro de la relación que quizás podrían solventarse con la ayuda de un consejero marital.

salir, debido a un daño orgánico. El anillo, que se coloca en la base del pene, aprieta al miembro lo suficientemente fuerte como para impedir que se escape el flujo de sangre, permitiendo así que el hombre sostenga su erección y goce un coito satisfactorio. Los anillos para el pene sólo deben ser usados durante un tiempo limitado, para evitar dañar al pene. Jamás deben usarse ligas como sustituto, pues éstas ejercen una presión demasiado grande.

¿Los condones de distintas formas procuran diferentes placeres sexuales?

Los condones con distintas formas están diseñados para proporcionar un máximo de sensaciones en la mujer. Las protuberancias especiales en la parte externa del condón han sido diseñadas para estimular el interior de la vagina. Esto suena bien en teoría, pero el problema es que, con la excepción del primer tercio la vagina no cuenta con demasiadas terminaciones nerviosas y la mayor parte de las mujeres no sienten gran cosa. Así que, la verdad es que los condones con protuberancias y formas especiales hacen poca diferencia en cuanto a las sensaciones que se obtienen durante el coito. Además, algunos condones con formas especiales no ofrecen garantía contra el embarazo o enfermedades de transmisón sexual.

¿En qué forma pueden el hule y el cuero negro mejorar las relaciones sexuales?

Tanto el cuero como el hule tienen un fuerte impacto visual y olfativo. Los hombres y mujeres que visten de negro brillante se ven elegantes y sensuales, y su contorno deja poco a la imaginación. Tanto el cuero como el hule poseen olores sumamente distintivos y muchas

personas asocian dichos aromas con la excitación sexual. Si eres varón, quizás quieras invertir en una lata de spray diseñada especialmente para el hule y masajear el traje de látex de tu compañera para que brille. Si eres mujer, quizá prefieras usar pantalones negros de cuero, super ajustados, con zapatos de tacón muy alto, de manera que seas la imagen misma de la mujer fatal. Y, por supuesto, puedes comprar toda clase de implementos para atar, ligar y poner arneses en las nalgas, los muslos e incluso a cada lado de tus genitales. La presión que estos arneses y ataduras producen, aumenta la tensión sexual al tiempo que la apariencia puede, instantáneamente, excitar profundamente a una pareja susceptible.

Mi amiga dice que tiene relaciones sexuales asombrosas cuando se cubre los ojos con una pañoleta. ¿A que se debe?

El cubrirse los ojos con una venda ofrece un sentido de impotencia y permite que uno se sienta vulnerable. Tu mente seguramente comenzará a funcionar agitadamente al tiempo que tu imaginación rellena los vacíos creados por la privación de la vista. También es posible que aumenten tus niveles de ansiedad. Una pareja sexual astuta, rápidamente comprenderá este torbellino de emociones y sacará provecho de la situación, en téminos

Dato sexual

Los lubricantes comestibles son cápsulas cubiertas de gelatina que contienen gel de sabores. Introduces uno dentro de tu boca antes de brindar sexo oral y luego muerdes la cápsula para reventarla. Mmm...

sexuales. Otra ventaja de hacer el amor mientras se lleva una venda sobre los ojos, es que te ves obligado(a) a prestar mayor atención a las sensaciones físicas que das y que recibes. Desde el punto de vista de tu pareja, el verte desnudo(a) y con los ojos vendados, seguramente proporciona una excitación extrema, ya que confiere poder y dominio sobre la otra persona. La mejor técnica de excitación es aquélla que ejerce su efecto en ambas personas —y el vendar los ojos logra eso mismo.

Estoy pensando en perforarme el pene. Se me ha dicho que el piercing puede aumentar mis sensaciones sexuales. ¿Es esto cierto?

Lo más seguro es que más bien logres el efecto contrario. Cualquier lesión al pene producirá tejido de cicatrización, el cual, por naturaleza, carece de sensibilidad. La mayor atracción del piercing está en el hecho de que tu pareja lo encuentre atractivo. Los piercings realizados al pene pueden ofrecer sensaciones vaginales ligeramente distintas a tu pareja durante el coito, pero difícilmente producirán una diferencia notable.

¿Cómo podría verse afectada nuestra relación por ver películas pornográficas?

Muchas personas encuentran que es erótico ver imágenes pornográficas de vez en cuando, ya que les ofrece la oportunidad de convertirse en un *voyeur* o mirón; la pornografía justamente te permite hacer esto dentro de los marcos de seguridad y legalidad. La pornografía puede detonar explosivamente o aumentar la excitación sexual, de manera que te sientas excitado y listo para venirte. Muchas mujeres declaran que el ver

filmes pornográficos les procura orgasmos más rápidos e intensos. Sin embargo, esto funciona mejor con la llamada "pornografía suave". La llamada "pornografía cruda" tiende a provocar

disgusto en muchas mujeres. Evita la pornografía si te procura una sensación de inseguridad, especialmente si crees que tu pareja se siente más excitado por la pornografía que tú.

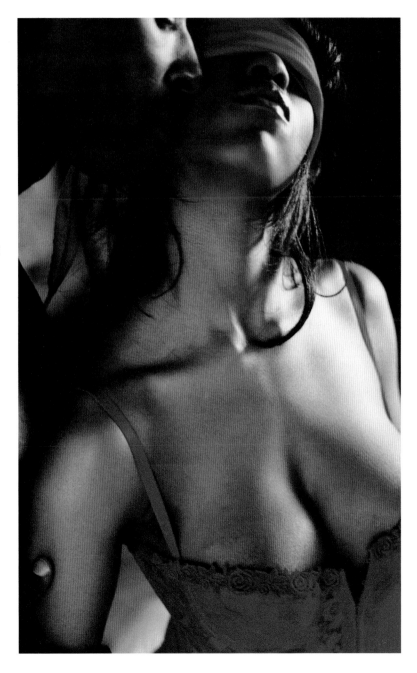

Juegos sexuales

Me gusta la idea de jugar en la cama, pero ¿por dónde comienzo?

Un juego sexual puede ser todo lo que quieras —sencillo o elaborado, gracioso o serio. Puede incluir comida o agua, puede tratarse de interpretar distintos papeles, llevar a cabo fantasías sexuales o experimentar con juguetes sexuales, tales como vibradores, dildos e implementos sadomasoquistas. Lo importante es que, tanto tú como tu pareja, ajusten los juegos a sus propias necesidades y preferencias. Podrías comenzar por experimentar con juegos de dominio y sumisión durante los encuentros sexuales, lo cual resulta sumamente atractivo y erótico para muchas personas. Toma una prenda de vestir, como una mascada o una corbata y empléala para atraer a tu pareja hacia

ti. Usa la misma prenda para atar suavemente las muñecas de tu pareja. Este simple acto puede incrementar dramáticamente el sentido de la anticipación sexual en tu pareja. Ahora acaricia tentadoramente todo lo largo de su cuerpo. No dejes entrever qué es lo que harás a continuación —esto aumentará el suspenso y la respuesta táctil. Manipula a tu pareja en distintas posiciones, que le demuestren cuán vulnerable es por el momento. Si eres la persona que ha sido atada, lucha y protesta un poco —esto logrará que la escena se vuelva aún más excitante.

Me gusta la idea de someter a mi hombre a muchas y diversas experiencias táctiles. ¿Puedes sugerirme algún juego erótico?

Podrías darle a tu pareja un maravilloso masaje integral con aceites esenciales, que culmine en un masaje genital. También podrían realizar un juego táctil sensual: le vendas los ojos y le pides que identifique una serie de telas y texturas poco comunes, las cuales emplearás para acariciar todo su cuerpo. Con este fin, podrías emplear seda, satín, algún tipo de piel, cuero, plumas, hielo, pasta de dientes y gel lubricante.

Deseo planear un evento especial para el cumpleaños de mi novio —algún tipo de placer o regalo sexual que no pueda siquiera imaginar. ¿Puedes brindarme alguna sugerencia?

Planea una celebración privada en la cual le concedas a tu novio todo cuanto se le antoje. Recíbelo en la puerta con una botella de champaña y luego sírvele una cena ligera. Cuando haya terminado de comer, dile que le vas brindar el mayor placer del mundo. Condúcelo a un sillón, quítale los zapatos y dale un delicioso masaje de pies, usando un aceite para masajes tibio, con unas cuantas gotas de aceite esencial (el de yerbabuena le dará bríos). Mientras masajeas uno de sus pies, envuelve el otro en una toalla caliente. Asegúrate de que mantenga los ojos cerrados durante el masaje y que no te ayude desplazando alguno de sus miembros —tú eres la responsable de mover su cuerpo. La experiencia que estás intentando crear es una de absoluta invalidez, de lujo y de confianza (similar a la experiencia que se vive durante la primera infancia). Cuando tu novio se haya relajado completamente, condúcelo hacia la recámara.

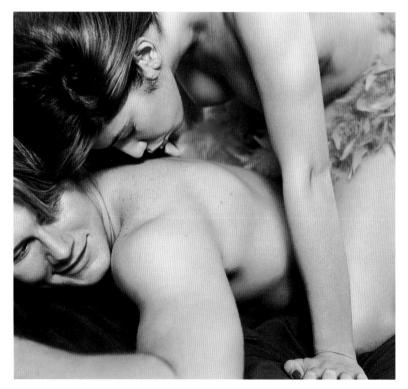

Encuentro muy excitante la sensación que el agua de la ducha me brinda. ¿Cómo puedo convertir la experiencia de tomar una ducha en un juego erótico?

La ducha es un juguete sexual natural: combina el calor, la presión, la humedad y la fricción, todo en un solo artefacto. Tú y tu pareja podrían intentar algunas de las siguientes ideas en la regadera:

• Usen la regadera para realizar juegos sadomasoquistas suaves. Pueden darse placer al dirigir chorros de agua tibia sobre sus genitales y brindarse castigos echándose chorros de agua helada sobre la espalda.

• Combinen el baño de tina y el regaderazo. Recuéstate en la tina y usa el agua que sale de la regadera (debe estar a una temperatura ligeramente mayor que el agua de la tina) para masajear distintas partes del cuerpo, tales como el perineo, los genitales, los dedos de los pies, los labios, las palmas de los pies y la parte trasera de las rodillas.

• Sorprende a tu pareja con una sesión de sexo oral imprevista, justo a la mitad del regaderazo.

• Hagan el amor bajo la regadera. La mejor posición para esto es que la mujer se incline hacia delante y el hombre la penetre por detrás.

¿Qué juegos sexuales requieren del sentido del olfato?

Intenta someter a tu pareja a una serie de pruebas olfativas. Primero, véndale los ojos, luego coloca delante de tu pareja una serie de frascos con esencias y aromas poco usuales, que resulten exóticos y eróticos a la vez: aceites para masaje, aceite de esencia de ylang-ylang, un condón de hule, tu perfume o loción favorita, jugos vaginales o fluido seminal y sudor fresco de tu axila. Crea

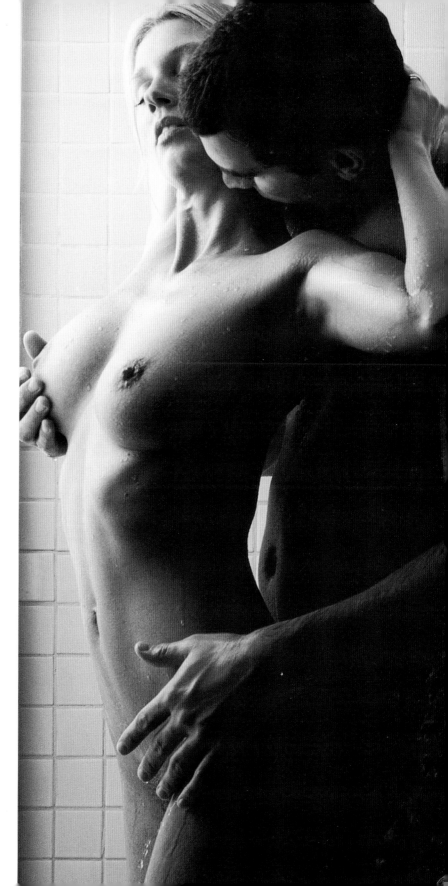

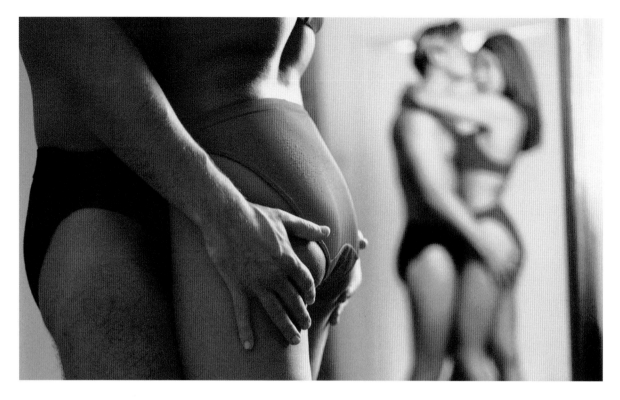

un sistema de recompensas y castigos que vayan de acuerdo con las respuestas correctas o erróneas. Una recompensa apropiada podría ser estimular los genitales de tu pareja durante veinte segundos y un castigo podría ser veinte segundos de nalgadas.

Mi compañera ha comprado un espejo enorme, que ha colocado junto a nuestra cama. ¿Cuáles juegos serían adecuados para observarnos mientras hacemos el amor?

Los espejos son un recurso excelente para elevar la temperatura de los encuentros sexuales, debido a la intensa satisfacción que la estimulación visual puede aportar. Ustedes estarán viendo, efectivamente, su propio *show* pornográfico privado. Intenta experimentar con cualquiera de las siguientes sugerencias:

• Ordénale a tu pareja que haga algo explícitamente provocativo frente al espejo, mientras tú lo observas. Podría ser que se desnude, que se seque después de un baño, que talle su cuerpo con aceite para masaje o que estimule sus genitales.

• Hagan el amor en distintas posiciones, penetrando a la mujer por detrás, o sobre una silla que es colocada delante del espejo. Otra sugerencia es ajustar la posición del espejo para que puedan observar cómo el pene entra y sale de la vagina.

• Jueguen a tener lecciones de anatomía y dile a tu pareja que descubra ciertas partes de su cuerpo, como el clítoris o el ano, frente al espejo. Tu amante deberá entonces demostrar, para tu instrucción, qué es lo que sucede cuando estas zonas son estimuladas. Como alumna, estás obligada a observar la demostración en

el espejo.

• Uno de los dos véndese los ojos. Esto le permite a la otra persona, quien observa la acción en el espejo, lograr una desinhibición total.

Me encanta comer y me gustaría combinar la comida con el sexo. ¿En qué juegos podemos combinar ambos placeres?

¿Qué tal si llevas a tu pareja a un día de campo travieso? Podrían hacerlo durante un día hermoso de verano, asegurándose de encontrar un lugar escondido, donde puedan llevar a cabo sus actividades de gourmet. O, si no puedes esperar a que salga el sol, intenta convertir tu recámara en un sitio digno para un día de campo —pon un poco de música con fondo de cantos de pájaros y coloca un mantel a cuadros sobre el piso. Coman tan provocativamente como les sea posible.

Tengan a mano emparedados pequeños o bocadillos, y ofrézcanselos mutuamente. Coloca una uva congelada entre tus dientes y ofrécela a tu pareja. Demuestra con una barra de chocolate cómo podrías brindarle a tu pareja sexo oral, y luego haz realidad la fantasía.

A mi pareja le encanta untarme crema batida durante nuestros encuentros sexuales. ¿Qué otras cosas podemos hacer con la comida?

Pueden tener un banquete sexual. Este es un tipo de banquete único, en el cual no habrá ni una silla, ni una mesa, ni cubiertos —el cuerpo desnudo de tu pareja es el plato sobre el cual se servirá la comida y tú eres el único comensal.

Dato sexual

Uno de los juegos sexuales más comunes es el "teléfono sexual". Cada miembro de la pareja brinda al otro una descripción de lo que está haciendo y sintiendo. A medida que crece el ritmo sexual, cada compañero puede escuchar cómo el otro se estimula sexualmente hasta llegar al orgasmo.

Los ingredientes esenciales son: una lata de crema batida, un frasco de miel de abeja o de jarabe y una buena selección de frutas suaves y jugosas. Usa la comida para estimular el cuerpo de tu pareja. Comienza por estimular de manera sutil —vierte, lentamente y con una cuchara, un chorrito de miel dentro de su ombligo; exprime un poco de jugo de naranja sobre su piel, recorre un hielo sobre sus pezones, lame el jarabe de chocolate que previamente has colocado sobre su cuello o, valiéndote de una lata de crema batida, forma una figura sobre el cuerpo y luego bórrala a lengüetazos. A medida que tu pareja se vaya excitando, comienza a estimular sus genitales. Conforme crezca la tensión sexual, comienza a concentrar tu atención directamente sobre los genitales.

He escuchado hablar sobre las actuaciones que se pueden realizar durante los encuentros sexuales. ¿En qué consisten?

Los juegos de actuación son un poco como charadas sexuales. Implican

endetalle

Un día de campo sensual

Si estás planeando un día de campo sexual, escoge los siguientes alimentos deliciosos y sensuales, y empácalos dentro de una canasta junto con un tapete o cobija, que sea lo suficientemente amplia para poder acostarse sobre ella y para que les cubra en un momento dado:

• Vino frío.
• Emparedados pequeños o bocadillos.
• Fruta preparada, como rebanadas de melón o frutas rojas y suaves, tales como fresas, cerezas o ciruelas.
• Uvas congeladas.
• Una buena reserva de alimentos de forma cilíndrica, tales como zanahorias, pepinos, barras de chocolate o paletas de dulce.

consejossexuales

Juegos sexuales con los alimentos

Experimenten con los siguientes juegos, o inventen otros:
• Pídele a tu pareja que esconda una pequeña porción de miel en alguna parte de su cuerpo. Tu deber es encontrar la miel con tu lengua.
• Usa una brocha nueva para cubrir el cuerpo de tu pareja con alguna sustancia líquida, como puede ser la crema o el helado.
• Comiencen una batalla donde empleen alimentos como proyectiles.
• Come todo un banquete encima del cuerpo de tu pareja. Coloca el entremés sobre su pecho, el platillo principal sobre su vientre y el postre entre el bajo vientre y los genitales.

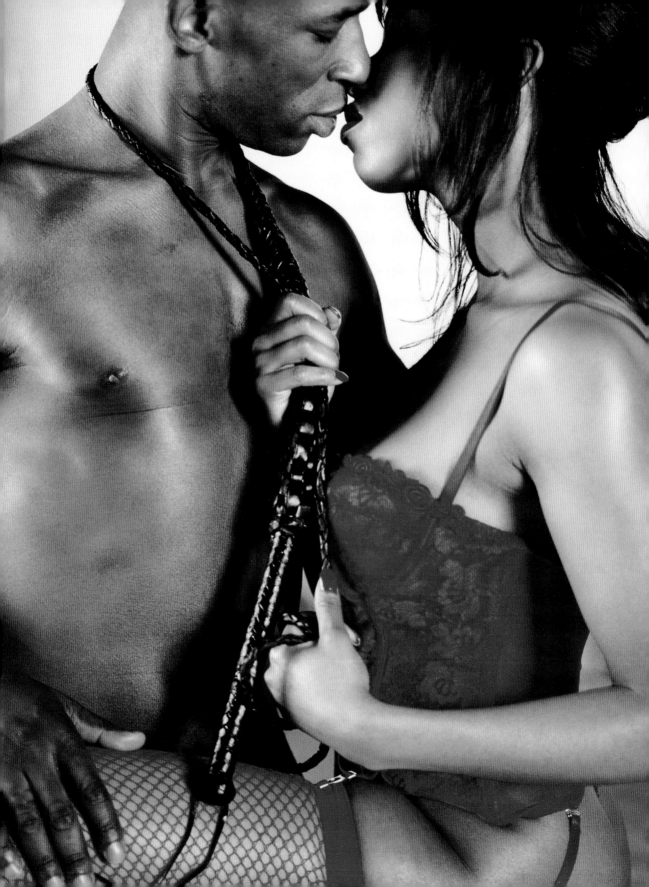

actuar una situación, interpretando un tema explícitamente sexual. Tú y tu pareja asumen papeles ya previstos y representan un personaje al interactuar. Los papeles pueden ser un cura y una virgen, un maestro y una alumna, una mujer dominante y su víctima. Estas actuaciones pueden ser planeadas y sofisticadas —incluyendo disfraces, accesorios y diálogos— o, bien, pueden ser representaciones espontáneas, en las que tu pareja y tú dependen exclusivamente del poder de su imaginación. La meta de estas actuaciones es acrecentar lentamente la tensión sensual, hasta llegar a un "crescendo" o explosión sexual.

Me complace la idea de la sumisión y la dominación, pero no estoy seguro respecto a qué debe hacerse. ¿Existe alguna manera "segura" de comenzar?

Los juegos de sumisión y dominio sólo funcionan bien cuando existe un sentido sólido de confianza en la pareja, así que una de tus principales preocupaciones debería ser el establecer dicha confianza desde un inicio. También es importante estar de acuerdo en tener una palabra clave de seguridad, que signifique: "detente". En el momento mismo en que se pronuncie la palabra clave, ambos deben parar inmediatamente, y confiar en que la otra persona también se detendrá. Si sientes que no puedes confiar plenamente en tu pareja, no inicies juegos que incluyan cualquier elemento de humillación física o psicológica.

Tengo la impresión de que a mi hombre le encantaría que lo "disciplinara" y, a decir verdad, a mí también me gusta la idea. ¿Puedes brindarme algún consejo?

consejossexuales

Intercambio de fantasías

Se necesita de valentía para revelar nuestras fantasías. Es posible que tengamos miedo de espantar a nuestra pareja o ser blanco de bromas, burla o, incluso, desprecio.

- Hagan un pacto —acuerden intercambiar fantasías por turnos. ¡Prohibido no cumplir con tu turno!
- Comienza con alguna fantasía leve y, con cada turno, haz que tus fantasías sean cada vez más picantes.
- Asegúrate de que sus respectivas fantasías tengan el mismo "valor". Por ejemplo, si tu pareja describe una fantasía alocada, entonces la tuya deberá ser igualmente exótica.

- No hagas que tu pareja se sienta culpable de alguna fantasía. Es importante no mencionar fantasías que la hagan sentir mal.

Comienza por vestirte adecuadamente para el rol que interpretarás. Usa ropa de cuero negro o de hule suave (quizás combinado con algo de encaje negro u otros materiales transparentes), prendas ajustadas y lustrosas, medias negras o botas de montar que lleguen por encima de la rodilla, dejando ver la parte superior de tus muslos desnudos. Y recuerda: en todo momento debes mantener tu papel. Si eres la mujer dominante, tu amante necesita que le demuestres quién manda. Colócate de pie sobre él, al tiempo que yace tendido en el piso. Aprieta su rostro contra tus muslos y ordénale que te bese o lama en ese punto. Utiliza accesorios, como una vara ligera, que puedas golpear contra su piel desnuda, de manera que intuya lo que está por venir en caso de

que sea desobediente. Puedes aumentar su vulnerabilidad al vendarle los ojos, o atando ambas muñecas por detrás de su espalda.

Me gusta sentirme sometida al hacer el amor. ¿Cómo puedo lograr que mi novio sea más dominante?

Dile que quieres jugar a ser una novia o una virgen y que te gustaría que él intentara seducirte. Resiste sus avances levemente y muéstrate renuente. Finge que es tu primera experiencia sexual. Deja que tu novio te desvista y luego cúbrete los pechos, como si te avergonzara ser vista en toda tu desnudez. Incluso puedes vestir de blanco, para enfatizar tu papel virginal. Asegúrate de que la tela sea sumamente suave al tacto. Responde amorosamente a los avances de tu novio y en ningún momento tomes la iniciativa. Mantén tu papel, permitiendo que la excitación crezca cada vez más.

Me encanta que mi novia me ate, pero también me gusta atarla a ella. ¿Puedes darme algún consejo para llevar a cabo un juego en el que podamos atarnos?

Intenten representar la siguiente escena: el cuarto está a oscuras, excepto por una vela solitaria, que arde en una esquina. Hay una sábana negra colocada encima de la cama (¡que deberá tener una cabecera para atar a la víctima!). Tú eres el dueño de muchos esclavos y tu chica es una esclava. Condúcela a la recámara y oblígala a quitarse la ropa. Explícale que se ha portado mal y que debe ser castigada por sus fechorías. Dile que debe acostarse boca abajo sobre la cama y luego ata sus muñecas a la cabecera de la cama, con ligaduras sueltas (emplea mascadas o corbatas). Descubre sus nalgas y haz que se sienta vulnerable. Dile que debe permanecer

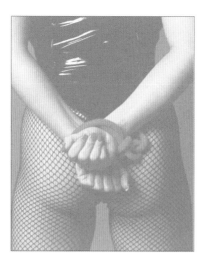

absolutamente quieta, y luego abandona el cuarto durante uno o dos minutos. Justo en el momento en que ella comience a pensar que la has olvidado, vuelve a entrar al cuarto y "descubre" que se ha movido un poco. Ya que le habías prohibido moverse, debe ser castigada por su falta. El castigo podría ser una nalgada suave. Finalmente, ordénale que te haga el amor en cualquier forma que se te antoje.

A mi pareja le gustan los juegos sadomasoquistas y encuentra que el dolor es erótico. No me molesta jugar a ciertos juegos, pero no comprendo que alguien goce al experimentar dolor.

Algunas personas tienen una tolerancia muy grande al dolor. Esto, en parte, puede deberse a un efecto de "práctica" —el haber participado en muchos juegos sadomasoquistas, por ejemplo— pero también puede deberse a una fuerte motivación de obtener placer del castigo. Aquellas personas que sufren de un agudo sentido de culpa sexual, logran sentir que dicha culpa se aminora al recibir un castigo. Algunas personas también padecen un deseo irresistible de intercambiar papeles de poder. Otros tienen fuertes asociaciones psicológicas entre el dolor y el placer, que fueron instauradas durante la infancia. Por ejemplo, el castigo corporal recibido en la escuela puede haber establecido una conexión entre los varazos y la excitación sexual. El interés en los juegos sadomasoquistas también puede provenir del deseo de experimentar con aspectos prohibidos de la sexualidad.

consejosemocionales

Reglas para los juegos sexuales

Antes de iniciar un juego sexual, es importante que ambos estén de acuerdo con ciertas reglas básicas:

- No hagan nada que pueda hacer que su pareja se sienta molesta o atemorizada.
- Deben hacer todo con delicadeza, especialmente si se involucran en juegos que incluyen el dominio, la sumisión, o el potencial de humillar al otro.
- De antemano, deben ponerse de acuerdo sobre lo que se puede hacer y lo que no.
- Pónganse de acuerdo sobre cuál será la palabra clave que pondrá fin a un juego de dominio. Esto se debe al hecho de que las personas suelen decir "deténte" o "basta" cuando, en realidad están gozando el momento.
- Confíen el uno en el otro. Si dudan de algo, no lo hagan.

Me gusta la idea de dar nalgadas y recibirlas, pero jamás lo he hecho. ¿Acaso existen maneras apropiadas e inapropiadas de dar nalgadas?

Las nalgadas que se propinan con propósitos sexuales deben ser lo suficientemente firmes como para hacer que la piel enrojezca, pero no tan fuertes que provoquen dolor. (A menos que el dolor te cause placer.) Un suave palmeo con la mano o un golpecito con un trapo, hacen que la circulación de la sangre aflore y crea una sensación cálida, cosquilleante, que puede ser precursora del despertar del deseo

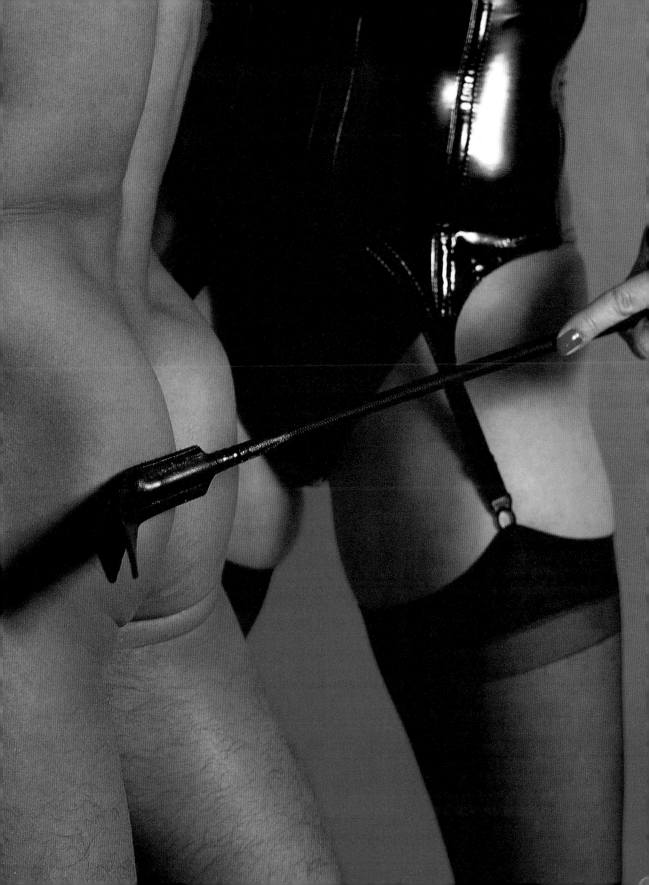

sexual. Algunos accesorios con los que se pueden dar nalgadas seguras son las raquetas para ping-pong, espátulas de cocina, los batidores de cocina y látigos suaves. Si usas juguetes sadomasoquistas de corte violento como látigos, bastones, reglas o arreos para montar, nalguea con cuidado, pues estos instrumentos pueden causar un daño serio. Intenta usarlos sólo de manera simbólica y no para propinar castigos verdaderos.

¿Existe algún juego de nalgadas al que yo pueda jugar con mi novia?

Pregúntale a tu novia en qué parte de su cuerpo le gustaría recibir un pequeño golpe, y luego dale una palmada en alguna otra zona corporal. Cuando proteste, vuelve a darle un golpecito en alguna otra área. Por supuesto, en ocasiones también puedes nalguearla en el sitio deseado —la idea es incitar, excitar y frustrar.

¿Cómo podemos introducir fantasías a nuestros juegos sexuales?

Comienza por dicutir las fantasías que te gustan, aquellas que te producen sentimientos ambivalentes y las que te disgustan. Esto ayuda a establecer las reglas básicas de estos juegos. Sean completamente honestos —si alguna fantasía en particular no te agrada, dilo, pero asegúrate de hacerlo con tacto. Si tus fantasías se centran en alguien más —a pesar de que no tengas la menor intención de acostarte con tu nuevo colega laboral, fácilmente puedes provocar inquietud e inseguridad en tu pareja. Comienza por escoger una de tus fantasías favoritas o incluso una escena sexual de alguna película y escenifíquenla, arreglándose muy bien y empleando accesorios. Otra posibilidad

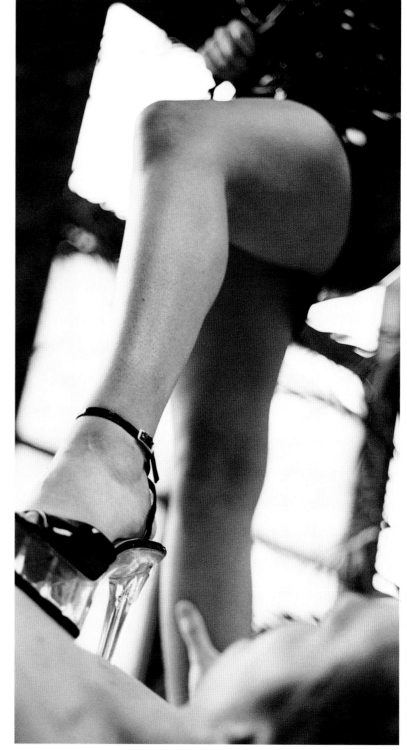

es anotar distintos personajes o roles interpretativos en tarjetas blancas. Por ejemplo: una esclava, una mujer dominante, una maestra, una virgen, una colegiala, una estrella pornográfica o una prisionera. Mezcla las tarjetas blancas y haz que tu pareja extraiga una de ellas del sombrero donde las has colocado. Ahora, ambos deben comportarse como si tu pareja fuera realmente dicho personaje.

Yo sé que a mi pareja le encantaría interpretar sus fantasías sexuales, pero se siente avergonzada. ¿Cómo puedo inducirla a expresarse libremente?

Habla abiertamente acerca de tus propias fantasías y anímala a hablar de las suyas (sigue las reglas de intercambio de fantasías que se encuentran en el recuadro de la página 121). Luego, con delicadeza, interpreta algunos aspectos de sus fantasías la próxima vez que hagan el amor.

Mi novio tiene fantasías acerca de hacer el amor en lugares públicos. ¿Qué tan lejos podemos llegar, sin inquietar a los demás y sin quebrantar la ley?

El sexo que se practica al aire libre está bien, siempre y cuando te asegures de garantizar cierta intimidad. Pueden hacerse el amor, por ejemplo, en una extensión desértica de dunas arenosas, o en un rincón de un parque o bosque. Sin embargo, el sexo que se realiza en lugares públicos es distinto porque, como tú misma lo dices, se arriesgan no sólo a ofender a otros sino a quebrantar las leyes. Es en este punto en que se puede llegar a una situación intermedia. Las siguientes ideas incorporan el afán de exhibicionismo y la fuerte emoción

uncaso

"Nuestra vida sexual necesita de una transformación total."

Jerry, 44 años

Susana y yo hemos vivido juntos durante los últimos 10 años. Nuestra vida sexual era buena en un principio, pero ha comenzado a fallar durante los últimos años y necesita una transformación total. No sé por dónde comenzar, ya que siempre he mantenido una actitud convencional respecto al sexo. Sue es mucho más aventurada que yo y tengo miedo de que, de no satisfacerla plenamente, comenzará a buscar satisfacción con alguien más.

Sue, 40 años

He sido muy feliz al lado de Jerry, pero es tremendamente convencional en lo que a sexo se refiere —generalmente hacemos el amor en la posición "misionera" y con las luces apagadas. Me gustaría mucho probar otras cosas más sensuales, como ponerme tacones altos y que Jerry se aproveche de mí. Tengo la fantasía de vestirme con ropa interior muy provocativa y que Jerry me encuentre tan irresistible, que me obligue a acostarme sobre el piso y me haga el amor allí mismo. Pero nunca ha existido ese tipo de pasión entre nosotros y no sabría por dónde comenzar.

Anne responde:

❝ *Debido a que la relación entre Jerry y Sue había llegado, más o menos, a un punto muerto, decidieron acudir a una terapia marital. Durante las sesiones terapéuticas, Sue admitió que gozaba de una rica vida fantasiosa cuando se masturbaba, y que le gustaría compartir y llevar a la realidad algunas de esas fantasías con Jerry. Inicialmente, Jerry se sintió excluido al enterarse de que Sue se masturbaba y tenía fantasías, sin que él fuera parte del proceso. Pero después estuvo de acuerdo en que bien valdría la pena comenzar a experimentar más en la cama. A pesar de que a Jerry no le era muy natural el interpretar fantasías sexuales, descubrió que le encantaba la forma en que Sue respondía sexualmente a dichas fantasías. Él se percató de que ella parecía mucho más dispuesta y deseosa de hacer el amor, en comparación con el pasado. Esto, a su vez, lo hizo sentirse más seguro y Sue perdió toda inhibición y se sintió capaz de expresar el lado extrovertido de su sexualidad. Ambos redescubrieron su sexualidad y su relación es más poderosa que nunca.* **❞**

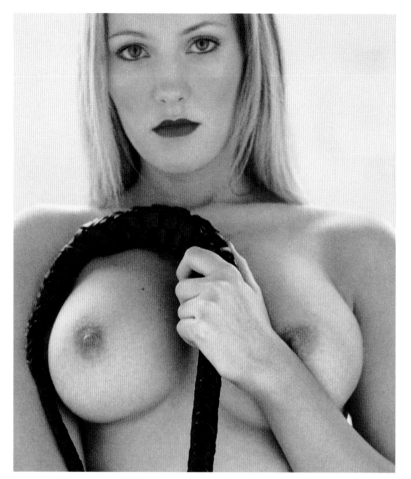

que brinda el peligro, sin ponerte a ti y a tu pareja en una situación riesgosa:

• Comiencen por realizar juegos preliminares en lugares públicos y luego corran a casa a hacer el amor. Jugueteen con sus pies por debajo de la mesa, en algún restaurante; bésense en la calle; siéntate en sus piernas y susúrrale al oído frases provocativas.

• Hagan el amor en el baño durante una fiesta.

• Hagan el amor en un cuarto oscuro, con las cortinas abiertas. Ustedes podrán ver a las personas que transitan por la calle, pero ellas no podrán verlos a ustedes.

¿Debo contarle a mi novio que tengo la fantasía de maquillarle la cara y ponerle mi ropa interior? Me calienta pensar en ello.

Piensa cuál será la reacción más probable de tu novio: ¿se horrorizará o más bien será flexible? ¿Es alguien muy apegado a las convenciones masculinas, o acepta la parte femenina de su sexualidad? Aborda el tema de manera juguetona y divertida.

¿Cómo se puede jugar al doctor y al paciente en la cama?

Decidan quién interpretará al doctor y quién al paciente. Si deseas ponerte una

bata blanca de médico, házlo libremente. Pide a tu paciente que se suba a una mesa, habiéndose retirado los calzones. Si la paciente es mujer, dile que abra las piernas y luego examina sus genitales —los guantes quirúrgicos pueden agregarle un tono de veracidad a la escena. Presiona suavemente sobre distintas zonas alrededor del clítoris y de la vagina y pregúntale a la paciente qué siente en esos momentos. Si ella comienza a excitarse verdaderamente, dile que es necesario realizar un examen interno y, suavemente, inserta tu dedo dentro de su vagina. Pídele que continúe diciéndote qué siente en distintos momentos. A continuación, pídele a la paciente que se ponga de manos y rodillas, de manera que la puedas examinar desde atrás. Usando un nuevo par de guantes quirúrgicos, examina su trasero y, nuevamente, pídele que te explique qué es lo que siente. Si el paciente es un hombre, levanta su pene e inspecciónalo desde todos los ángulos. Retira el prepucio y mide el tamaño de su pene. Desliza tu dedo por la cabeza o glande del miembro. Sostén sus testículos y calcula cuánto pesan (adivínalo). Usando un gel lubricante, acaricia su miembro con tu dedo, deslizándolo, desde la punta del pene hasta el perineo, pasando por los testículos. Pregúntale qué sensaciones deriva de tus caricias. Con el fin de hacer que el juego funcione, asegúrate de mantener una actitud tranquila y profesional; si eres el médico, no muestres ninguna señal de excitación sexual.

consejossexuales

Besos juguetones

Un beso profundo y apasionado puede hacer que el sexo se convierta en una experiencia extremadamente erótica. Los labios son una de las partes más sensibles del cuerpo y el besarse sensualmente es una de las formas más efectivas para excitarse.

- Ofrézcanse trozos de frutas suaves. Dejen que los jugos corran libremente por sus labios y luego dedíquense a besarse deliciosamente.
- Intercambien una uva congelada entre sus bocas, hasta que se descongele, luego muérdanla y compartan el sabor.
- Cambia tu manera de besar.
- Aplica brillo labial a los labios de tu pareja y luego quítaselo a lamidas y besos.
- Lean el *Kama Sutra* y prueben todos los tipos de besos que allí se describen. Uno de los besos apasionados que se recomiendan en el libro es "el beso inclinado", en el cual las cabezas de los amantes se inclinan levemente hacia un costado.

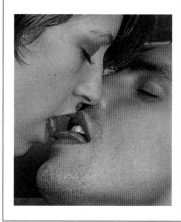

¿Qué significa si...

a mi pareja le gusta sentir dolor durante el encuentro sexual?

Significa que tu pareja es masoquista, alguien a quien le gusta someterse a la autoridad de otros y a quien le complace que el dolor como una parte integral de su vida sexual. La pareja ideal para un masoquista es un sádico, alguien a quien le gusta dominar a otros e imponer castigos. La pregunta crucial para las parejas que gustan de los juegos sadomasoquistas es: ¿qué nivel de dolor es seguro y aceptable? Considero que es aconsejable detenerse cuando se siente un dolor agudo.

Sexo avanzado

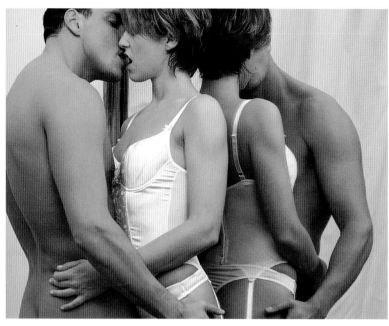

endetalle

Masaje a tres manos

Inventado por el gran maestro del masaje, Ray Stubbs, el masaje a tres manos combina un masaje especial de cuerpo completo con el coito. Los miembros de la pareja deberán tomarse turnos en satisfacerce mutuamente.

• Para ella: pídele a tu pareja que se acueste boca abajo. Siéntate a un costado de sus muslos y masajea aceite sobre su espalda, nalgas y piernas. Ahora, para lograr que los cuerpos resbalen al máximo, aplica aceite a tu propio abdomen, muslos y genitales. Masajea su espalda con tus manos y, al mismo tiempo, deja que tu cuerpo se resbale hacia arriba y hacia abajo sobre sus muslos y glúteos. Tu pene está en contacto con su piel y forma parte del masaje (por

eso mismo se llama "el masaje a tres manos"). Permítete el placer de penetrarla muy lentamente —mientras más lentos sean tus movimientos, más tentadores serán.

• Para él: Pídele a tu pareja que se acueste sobre su espalda y siéntate a su lado. Sigue las instrucciones anteriores, pero usa tus pechos, lo mismo que tus manos y tus genitales, para masajear su cuerpo entero. Cuando él se encuentre en un estado de suma excitación, deliza tu vagina gradualmente contra su pene. Continúa realizando este movimiento de una manera excepcionalmente lenta, masajeando a tu pareja con tus manos.

¿Qué debemos hacer para practicar el sexo anal? ¿Es posible que las mujeres deriven un orgasmo al practicar el sexo anal?

El ano requiere que se le lubrique profusamente antes de intentar poner en práctica el sexo anal. A diferencia de la vagina, el recto y el ano no secretan sus propios lubricantes —así es que, con el fin de prevenir fricciones dolorosas, empleen grandes cantidades de lubricantes a base de agua, que deben aplicarse tanto en el ano como sobre el pene. Relajar al ano también facilita la penetración. Es importante emplear un condón resistente para prevenir la transmisión de infecciones —se debe cambiar de condón si el sexo anal es seguido de la penetración vaginal.

Ya que la penetración anal no estimula al clítoris, lo más probable es que las mujeres no lleguen al orgasmo sin algún tipo de estimulación adicional. Puede ser de gran ayuda que el hombre extienda su mano alrededor de la mujer durante la penetración y acaricie su clítoris. Habiendo dicho esto, debo admitir que algunas mujeres encuentran que el sexo anal es tan erótico que pueden llegar al orgasmo sin ningún tipo de ayuda adicional. Los hombres a quienes se penetra analmente, de seguro alcanzarán el orgasmo con mucha facilidad, ya que la glándula prostática es estimulada directamente. El masaje, de cualquier tipo, que se brinda a la próstata generalmente conduce a un orgasmo rápido y fácil.

He leído acerca de algo que se denomina autofelación. ¿Qué es y cómo se realiza?

consejossexuales

Posiciones sexuales

Si eres bastante flexible,
podría resultar divertido
intentar algunas
posiciones sexuales
atléticas y poco usuales.
Las siguientes cuatro
posiciones provienen de
textos
eróticos
antiguos, tales
como el *Kama
Sutra*.

La mujer levanta su
cuerpo apoyándose
en sus hombros. El
hombre sostiene las
piernas de la mujer y
la penetra.

La mujer adopta la posi-
ción de loto y luego se
acuesta sobre su espalda,
levantando sus piernas
flexionadas hacia su
pecho.

La mujer se recuesta de espaldas,
levanta una pierna y apoya el talón
en la frente del hombre; él se
sostiene en rodillas y manos.

La mujer se recuesta de espaldas,
levanta sus piernas y caderas del
suelo y coloca sus pantorrillas
sobre su cabeza. El hombre se
pone a gatas para
penetrarla.

La autofelación se refiere a una práctica
extremadamente difícil que consiste en
que el hombre estimula su propio pene
con su boca y lengua. Ésta requiere las
habilidades de un contorsionista y si lo
intentas ¡seguramente acabarás por
torcerte el cuello!

¿Qué es el sexo tántrico y de qué manera mejora los encuentros sexuales?

El arte indio del sexo tántrico centra su
atención en acrecentar el vínculo
espiritual entre los amantes y en hacer
del coito una experiencia
sobrecogedora. Si se realiza
apropiadamente, puede elevarte a un
estado de intemporalidad y de éxtasis
espiritual a través del sexo y del
orgasmo. Un programa de sexo tántrico
generalmente dura dos o tres días
(incluso muchos más) y no es algo que
se pueda aprender con rapidez. Se les
anima a las parejas a fomentar la
intimidad, al pasar horas enteras
acariciándose mutuamente y
compartiendo mucho tiempo en
completa tranquilidad. La excitación
sexual crece lentamente y el clímax
también es sumamente prolongado.

Siento curiosidad acerca de los tríos sexuales. ¿Cómo funcionan?

Un trío sexual, en su forma más sencilla,
significa que tres personas hacen el
amor juntas. Esto puede resultar
estimulante debido a su novedad o a las
sensaciones físicas adicionales que
proporciona. Si hay dos hombres y una
mujer presentes —un hombre penetra a
la mujer vaginalmente mientras que el
otro introduce su pene por el ano. Si
hay dos mujeres y un hombre presentes,
una mujer puede realizar el coito con el
hombre, mientras que la otra mujer
estimula a cualquiera de los otros dos.
La imaginación es el límite.

¿eres atrevido?

El secreto de una vida sexual ardiente y satisfactoria consiste en tener un afán de experiencias y retos nuevos, dejando atrás las inhibiciones y tabúes.

En una cena te sugieren jugar al poker de prendas. Tú:

 A Accedes y esperas que la mala suerte te acompañe.

B Accedes, pero esperas no perder.

C No juegas y ves.

¿Qué opinión tienes del sexo anal?

A Eres un(a) veterano(a).

B Para participar, tienes que estar de humor.

C Jamás lo has practicado.

En un restaurante tu pareja parece interesarse por el (la) mesero (a), quien viste provocativamente. Tú:

A Te compras un traje similar y le ofreces una velada excitante.

B La noche siguiente, le sirves la cena a tu pareja coqueteando con la mirada.

C Sientes enormes celos.

Van en automóvil y, de pronto, tu pareja te anuncia que siente una enorme excitación sexual. Tú:

A Te estacionas en un lugar desierto y hacen el amor.

B Orillas el automóvil y le propinas un beso ardiente a tu pareja.

C Dices que te urge llegar a casa.

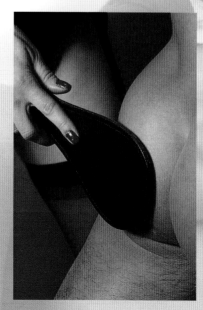

Tu pareja ha traído a casa un recipiente grande, lleno de tu helado favorito. Tú:

 A Lo embadurnas sobre el pecho de tu amante y lo lames lentamente.

B Le pides a tu pareja que te lo dé a cucharadas.

C Consigues dos cucharas y se lo comen frente a la televisión.

Te encuentras de vacaciones y te acurrucas junto al cuerpo de tu pareja, en una playa desierta. Tú:

 A Le quitas el traje de baño y hacen el amor sobre la arena.

B Juguetean un poco en algunas dunas de arena escondidas.

 C Se meten al mar y juguetean bajo las olas, donde nadie puede ver lo que hacen.

Un par de conocidos te preguntan si tienes interés en compartir con ellos una "noche adulta". Tú:

 A Aceptas inmediatamente, suena muy tentador.

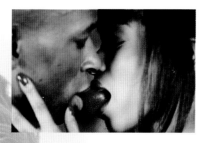

B Aceptas por curiosidad y para ver qué pasa.

C Rechazas la invitación.

Te encuentras en la fiesta de un amigo y alguien pone una cinta pornográfica. Tú:

A Te sientas en el sofá para ver de cerca la acción, discutiendo las escenas con los demás espectadores.

B Miras la película con interés, pero de reojo.

C Te vas a otro cuarto y sigues la fiesta con otros asistentes.

Estás realizando un paseo por el bosque con tu pareja y, de pronto, te excitas. Tú:

A Prensas a tu pareja contra el árbol más cercano.

B Encuentras una gruta sombreada y haces que ambos se diviertan sobre el musgo.

C Gozas de un beso prolongado y luego inicias el camino de regreso al hogar.

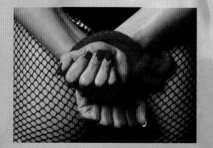

Estás teniendo un romance con un colega laboral. Ustedes:

A Se dedican a hacer el amor regularmente en el almacén.

B Hacen el amor a la hora de la comida, en el piso de un amigo.

C Mantienen una relación profesional a las horas de trabajo, pero se entregan al romance por la noche.

Tu pareja te pide que vistas muy sensual. Tú:

A Llegas a su casa, portando un abrigo largo, sin nada debajo.

B Te vistes con tu traje más sensual, sin llevar ropa interior.

C Te pones tu atuendo y tu ropa interior más atrevida.

En un restaurante romántico quieres mostrale a tu pareja cuánto lo deseas. Tú:

A Te quitas el zapato y te dedicas a estimularle sexualmente con el pie.

B Susurras travesuras a su oído.

C Tocas el pie de tu pareja con el tuyo, por debajo de la mesa.

RESPUESTAS

Una mayoría de respuestas A:
¡Caray! Eres una persona sumamente emprendedora en cuanto a sexo se refiere y mantienes una actitud muy abierta. Probablemente tu libido es muy desarrollada y tener excelentes relaciones sexuales es parte de tu vida. No tienes el menor temor de expresarte sexualmente. La confianza que tienes en ti y tu sentido de aventura son fantásticos, pero la seguridad que tienes en tu sexualidad resulta un tanto intimidante para una pareja que sea menos desinhibida que tú.

Una mayoría de respuestas B:
Mantienes un nivel de excitación en tu vida sexual y gustas de lo impredecible al gozar de encuentros apasionados, pero piensas que el no darlo todo de golpe puede a veces ser una cosa buena y hará que esos momentos eróticos sean más significativos. Ten la confianza suficiente de seguir gozando de tu vida sexual, tal y como lo has hecho hasta el momento.

Una mayoría de respuestas C:
A pesar de que estás abierto(a) a cualquier sugerencia, tiendes a ser cauteloso(a) cuando se trata de expresarse espontáneamente en términos sexuales. Podría ser que la idea de hacer el amor a la intemperie simplemente no te excite, pero también podría ser que te has cargado de inhibiciones y te has vuelto conservador(a) en tu manera de tratar asuntos sexuales. Si sientes que tus inhibiciones obstaculizan tu vida sexual, intenta relajarte un poco y aventúrate a probar experiencias nuevas.

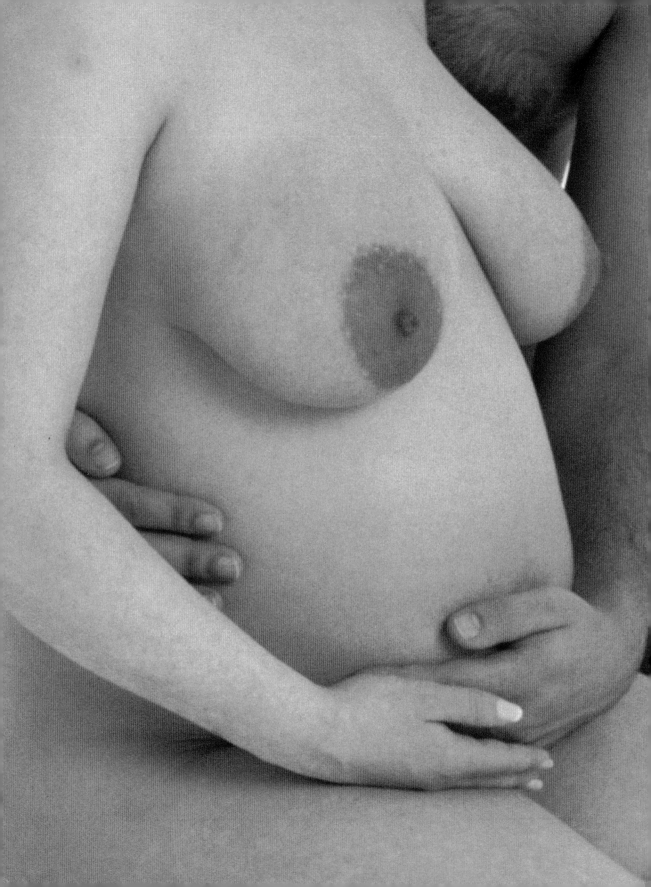

embarazo
y más allá

Tu vida sexual quizá necesite adaptarse a los cambios del embarazo y a los aspectos prácticos de la crianza, pero no tiene por qué detenerse abruptamente. De hecho, mientras más cerca se sientan tú y tu pareja, mejor será para su bebé.

Primeras etapas del embarazo

¿Qué clase de libido es normal durante los primeros meses de embarazo?

Cada mujer y cada embarazo son diferentes pero, generalmente, los primeros tres meses pueden ser sumamente agotadores y esto, junto con los malestares digestivos, pueden disminuir tu deseo sexual. Sin embargo, la mayor parte de las mujeres descubren que su libido y los niveles de energía aumentan durante el segundo trimestre del embarazo. Algunas mujeres se sienten muy sensuales y sexuales a través de toda la preñez —y también existe el beneficio adicional de que una ya no tiene que pensar en los métodos anticonceptivos y preocuparse acerca de la menstruación o de los síndromes premenstruales.

¿Qué pasa si a una no se le antoja tener relaciones sexuales?

Aun si no te se te antoja tener relaciones sexuales, es bueno

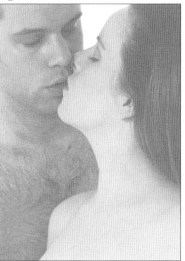

mantener una intimidad física con tu pareja. Esto no significa que debas llegar al coito —sino más bien que te dé masajes en la espalda, pies, que te acurruques al lado de tu pareja, que ambos se masturben y que practiquen el sexo oral (evita que él sople dentro de tu vagina).

¿Mantener relaciones sexuales durante el primer trimestre del embarazo puede dañar al bebé?

Algunos hombres creen que su pene puede lastimar a su hijo nonato durante las relaciones sexuales. No es así. Algunos hombres incluso temen, inconscientemente, que el bebé ocasionará daño al pene. Nuevamente, debo insistir en que esto es imposible. Es perfectamente seguro tener relaciones sexuales y llegar al orgasmo durante las primeras etapas de la preñez. La única excepción es cuando la mujer está en peligro de abortar.

Tengo siete meses de embarazo y no puedo soportar que mi marido toque mis pechos durante el encuentro sexual. ¿Es esto normal?

Sí. Los pechos generalmente se vuelven sumamente sensibles durante el primer trimestre del embarazo y la mujer puede sentir dolor.

Las últimas etapas del embarazo

Tengo 12 semanas de embarazo y no he querido tener relaciones sexuales. ¿Mejorarán las cosas?

Debería ser así —tanto la energía como la libido aumentan notablemente durante el segundo trimestre y algunas mujeres se sienten muchos más sensuales que en cualquier otra etapa de su vida. Si llegar al coito te es difícil, la masturbación es una excelente alternativa.

Mis orgasmos son más intensos ahora que estoy embarazada. ¿Es normal?

Es normal que la mujer embarazada experimente un aumento en los niveles de tensión sexual en los genitales, a partir del cuarto mes de embarazo. Los cambios hormonales provocados por la preñez provocan un aumento del flujo de sangre hacia la zona pélvica —esto mismo logra que tanto la vulva como la vagina se hinchen y tengan una sensibilidad extraordinaria. En el caso de algunas mujeres, este aumento notable de sensibilidad provoca orgasmos más intensos o, también, orgasmos múltiples por vez primera. Por otro lado, ya que la sangre no drena de los genitales después de los orgasmos (como sucede cuando no estás embarazada), algunas mujeres sienten una insatisfacción sexual, como si no hubieran alcanzado el clímax.

¿Debería evitar el uso de juguetes sexuales mientras esté embarazada?

No hay problema en usar juguetes sexuales en la parte externa del cuerpo, pero es aconsejable no insertarlos en la vagina durante el embarazo, por el peligro de introducir alguna infección en el cuerpo.

Me siento gorda y poco atractiva; ni siquiera se me ocurre que mi esposo pueda desearme sexualmente. Él intenta hacerme sentir bien, pero esto no me ayuda en lo más mínimo. ¿Qué puedo hacer?

Puede resultar difícil aceptar esta nueva versión de ti misma, más grande y plena, en especial si asocias lo grande con ser poco atractiva. Necesitas hacer un esfuerzo por establecer una imagen corporal más positiva. Una manera de lograr esto sería hablar de tus sentimientos durante tus clases prenatales y descubrir qué es lo que

otras mujeres sienten y piensan al respecto.

¿Es cierto que algunos hombres se sienten atraídos por las mujeres embarazadas?

Algunos hombres se sienten atraídos por el bienestar, la complexión maravillosa, el resplandor y la apariencia fecunda y plena de las suaves curvas de la mujer embarazada. Sin embargo, otros hombres dicen que no encuentran que la preñez sea atractiva de ninguna manera.

Me siento destruida después de haberme enterado de que mi

consejosemocionales

Tips para hombres

Lo que se debe hacer:

• Muéstrate tierno, romántico.

• Si ella no se siente muy sensual, sugiere alternativas al coito.

• Asegúrale que encuentras muy atractiva su nueva silueta.

• Tómense su tiempo al hacer el amor.

• Usa almohadas para brindarle comodidad a la mujer.

Lo que no se debe hacer:

• No esperes que ella se concentre en las actividades sexuales si el bebé se está moviendo con fuerza dentro de su vientre.

• No debes mostrarte molesto si ella no alcanza el orgasmo.

• No esperes, o siquiera intentes, alcanzar orgasmos simultáneos.

• No coloques nada dentro de su vagina, excepto tu pene.

endetalle

Tus hormonas

En el embarazo ocurren cambios hormonales. Se producen cantidades adicionales de estriol, que es una especie de estrógeno, y progesterona. A los estrógenos se les asocia con un sentimiento de bienestar, mientras que los estudios indican que a la progesterona se le relaciona con malestar físico y los síntomas menstruales. Los niveles de testorenona descienden levemente durante el embarazo, lo cual puede provocar que las respuestas sensuales decaigan.

Las hormonas del embarazo provocan que aumente el flujo de sangre hacia los genitales, los cuales se hinchan. Esto puede proporcionar una sensación acogedora para el hombre durante el acto sexual, provocando que algunas mujeres sientan contracciones orgásmicas menos intensas.

marido ha tenido un romance extramarital de corta duración durante mi embarazo. ¿Por qué sucedió, si nunca antes me había sido infiel?

Desafortunadamente, es una situación bastante común. Si un hombre llega a sentirse amenazado por o incómodo con el embarazo de su esposa, una posibilidad de escape de la situación es mantener relaciones sexuales con otra mujer. Es posible que tu marido haya sentido una de las siguientes situaciones (o quizás todas):

• Se sintió amenazado por el embarazo y por el papel dominante que interpretas en la reproducción.

• Se sintió consternado por los cambios físicos que operaron en tu cuerpo durante el embarazo.

• Se sintió asustado de tener que compartirte con el nuevo bebé.

• Se siente ansioso acerca de las responsabilidades que tendrá que desempeñar como padre (incluyendo la financiera).

Habla con tu esposo sobre cuáles fueron las circunstancias que lo llevaron a tener un romance extramarital y, de ser posible, intenta poner remedio a la situación lo antes posible. Expresa abiertamente tus emociones y traten de aprender algo a partir de este doloroso y triste episodio en sus vidas (ver las páginas 24-27).

Tuve una relación muy romántica durante cada uno de mis dos embarazos, pero me desenamoré súbitamente de ambos hombres inmediatamente después del nacimiento de cada hijo. ¿Qué me pasó?

La sexualidad durante el embarazo, que es una mezcla de excitación sexual y abandono emocional, puede haberse convertido en la fuerza

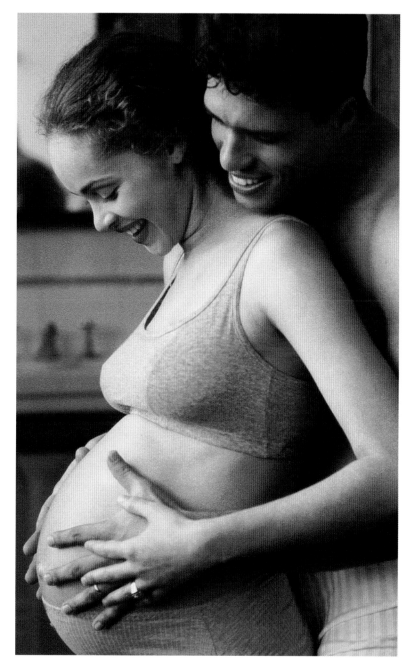

determinante de dichos romances. O, ¿quizá tu pareja perdió el interés durante tus embarazos? Un cambio en estas situaciones, más tu fatiga emocional y física, pueden ser las causas por las que te retiraste de dichas relaciones después del nacimiento de tus hijos.

Mi mujer, que está embarazada, y yo padecemos de un problema sexual, pero se nos ha

consejossexuales

Posiciones sexuales para el embarazo

A medida que tu vientre aumente de tamaño, es posible que necesites mostrar más inventiva durante los encuentros sexuales. Experimenta con distintas posiciones y profundidades de penetración, y observa qué te gusta más. Evita recibir peso sobre tus pechos o vientre.

La mujer se arrodilla al tiempo que apoya su vientre sobre almohadas o cojines.

La mujer se coloca de espaldas sobre el hombre, y descansa sus manos sobre las pantorrillas de él.

La mujer se coloca de frente, sobre el hombre. Así, ella podrá controlar fácilmente la profundidad de la penetración, y ambos amantes podrán mirarse a los ojos mientras hacen el amor.

La mujer se acuesta de espaldas, con sus piernas sobre el cuerpo del hombre; él se recuesta de lado.

La mujer se recuesta sobre su costado al tiempo que el hombre la penetra por detrás. Ella puede mirarlo a los ojos y él puede estimular su clítoris.

aconsejado no acudir a la terapia sexual hasta que pase un buen tiempo después del nacimiento del bebé. ¿A qué se debe esto?

Durante los últimos estadios del embarazo y las primeras etapas de sus nuevas responsabilidades como padres, sería muy difícil que ambos llevaran a cabo adecuadamente las tareas sexuales que el terapeuta pudiera asignarles. Además, el cuerpo femenino se encuentra en un estado hormonal alterado durante el embarazo, lo cual implica que sus respuestas, tanto físicas como emocionales, también están alteradas.

Ahora estoy embarazada y no quiero tener relaciones sexuales durante un tiempo. ¿Está bien que le diga esto a mi esposo?

Está bien, siempre y cuando se lo digas de manera delicada y compasiva. Lo último que querrá tu marido en este momento difícil es sentirse rechazado. Intenta mantener tu intimidad con él, en áreas de su vida que nada tienen que ver con el sexo —compórtense románticamente, bésense, acurrúquense, tómense de la mano, háganse cumplidos, y compartan sus esperanzas y temores. Muéstrate comprensiva si tu marido desea masturbarse y, si así lo deseas, ofréce estimularlo hasta que alcance el orgasmo, ya sea con tus manos o tu boca.

¿Es seguro seguir haciendo el amor hasta el final del embarazo?

Durante todo el embarazo, el bebé se encuentra protegido y el sexo no representa ningún peligro, ni para la criatura ni para la mujer (pero se debe evitar hacer el amor después de que haya reventado la fuente). Una protuberancia muy grande puede dificultar las maniobras durante el encuentro sexual y algunas mujeres quizá prefieran la masturbación en vez del coito, por la simple razón de que resulta mucho más sencillo. Si el hombre es pesado, debería evitar poner su peso sobre el vientre de su compañera durante el acto amoroso.

¿Existen posiciones sexuales que faciliten el coito durante las últimas etapas del embarazo?

Hacer el amor en la posición "misionera" puede resultar difícil desde el cuarto mes de embarazo y, por tanto, es posible que sea más fácil hacer el amor por detrás, con el hombre y la mujer recostados lateralmente, o con la mujer encima del hombre.

¿Es cierto que hacer el amor al final del embarazo puede provocar el parto?

Hay ciertas sustancias que se encuentran naturalmente en el semen y que pueden provocar contracciones uterinas. Se les conoce con el nombre de prostaglandinas, y si tu compañero llega a eyacular en tu vagina al final del embarazo, es posible que dichas sustancias ayuden a iniciar las contracciones.

¿Perderé mi libido una vez que nazca mi bebé? El embarazo ha logrado que el sexo se convierta en una experiencia maravillosa.

Cada mujer es distinta, pero parece existir un periodo natural, posterior al parto y durante la lactancia, en que el deseo sexual declina en favor de la maternidad. También resulta común que la mujer se sienta fatigada por las exigencias de cuidar a un bebé, y esto puede hacer que el sexo pierda

un caso

"El quiere hacer el amor todo el tiempo —mucho más de lo que solía antes de que me embarazara."

Jane, 26 años

Me encuentro en el sexto mes de embarazo y me siento muy feliz al respecto. Amo a mi esposo igual que siempre, pero él ya no está contento con nuestra vida sexual. Quiere hacer el amor todo el tiempo —mucho más de lo que solía antes de que me embarazara— y no quiere tomar en cuenta que mi cuerpo está cambiando de formas que no puedo controlar. No tengo el mismo deseo sexual que antes y él no me entiende. Nicolás no puede entenderlo.

Nicolás, 26 años

Siempre he dependido mucho de que Jane me brinde su apoyo emocional. Yo sufría de una depresión muy fuerte cuando nos conocimos y nuestra relación me ha ayudado a sobreponerme. Como resultado de este embarazo, me parece que Jane se muestra menos cariñosa que antes y eso me causa inseguridad. Si ya no me ama, no sé qué haré.

Anne responde:

" Nicolás proviene de una familia donde el único adulto era su madre. Su papá abandonó el hogar cuando él tenía seis años y ha padecido problemas de inseguridad y depresión desde la adolescencia. Siente que el bebé es en un rival y, por lo mismo, se siente angustiado —esto se manifiesta en su constante deseo de hacer el amor. Nicolás necesita esforzarse en pensar que el amor puede demostrarse de muchas maneras y no sólo a través del sexo. Jane, mientras tanto, necesita comprender los motivos ocultos de las exigencias sexuales de Nicolás y brindarle más amor, afecto y confianza. Quizás Nicolás y Jane podrían llegar a un acuerdo, por medio del cual se brindaran sexo oral y masturbación. Nicolás podría consultar a un médico sobre su depresión. "

importancia. No significa que no desees una intimidad física con tu pareja, pero podría indicar que, por lo menos durante un tiempo, no tendrás mayor interés en sostener relaciones sexuales.

Los nuevos padres

¿Cuánto tiempo pasa para que una pareja que acaba de tener un bebé vuelva a iniciar su vida sexual?

El consejo oficial que se brinda en el Reino Unido es esperar durante seis semanas después del nacimiento, con el fín de evitar el riesgo de infección y permitir que el cérvix y la vagina se recuperen, especialmente si ha sido necesaria la episiotomía (un corte quirúrgico que se realiza al borde de la vagina con el fín de evitar un desgarre a la hora del nacimiento). Las indicaciones pueden variar de país en país, (en Francia se les recomienda a las parejas esperar tres semanas después del parto). Puedes consultar a tu médico, para que te brinde su recomendación personal, pero definitivamente debes evitar el coito hasta que se haya detenido el flujo de loquia (la descarga vaginal que ocurre después del parto).

¿Cuándo debo comenzar a emplear algún método anticonceptivo?

Deberías iniciarlo apenas reinicies tu vida sexual. Aunque no hayas comenzado a tener tu menstruación, es posible que estés ovulando, y esto significa que puedes embarazarte nuevamente. El amamantar a tu hijo te brinda cierta protección anticonceptiva, pero no se puede depender cien por ciento de eso, especialmente si no le brindas el pecho a tu hijo todo el tiempo.

¿Qué método anticonceptivo debo emplear?

Discute con tu médico cuál es el mejor anticonceptivo para ti. Tu selección se verá influenciada por factores tales como: si deseas tener más hijos en el futuro y si estás amamantando en la actualidad. Mientras continúes brindándole el pecho a tu bebé, los métodos anticonceptivos de "barrera", como el condón o los aparatos intrauterinos, tales como el DIU y la espiral de cobre (ver las páginas 151-153), son preferibles a los métodos que se basan en hormonas que interfieren con la producción de leche materna.

Estoy preocupada porque mi vagina se ha vuelto fláccida, ahora que he tenido dos hijos. ¿Qué efecto tendrá esto en mi vida sexual?

La mejor manera de aumentar el tono muscular de la vagina es realizar los ejercicios Kegel (ver la página 67) después de dar a luz. La comodidad que brindan los ejercicios Kegel es que nadie puede darse cuenta de que los estás realizando.

La vagina de mi pareja parece haberse vuelto más estrecha desde el parto. Tengo la impresión de que está tratando de "excluirme", a pesar de que sostiene que no es cierto. ¿Qué pasa?

Si a tu mujer se le realizó alguna intervención quirúrgica durante el parto, es posible que se le hayan practicado puntadas inexpertas y esto puede crear problemas. Esta es la explicación más sencilla, así que pídele a tu compañera que acuda al médico para que la revise. Otra explicación es que, en efecto, tu pareja se encuentre demasiado tensa como para permitir una penetración fácil. Podrías ayudarla al buscar interesarla nuevamente en el sexo, con suavidad y dulzura, ofreciéndole tu compasión, confianza, y experimentando en encontrar la manera más cómoda de hacer el amor.

Me siento avergonzada por excitarme sexualmente cuando amamanto a mi bebé. ¿Es esto normal?

Sí, absolutamente. En vez de sentirte avergonzada, deberías aceptar tus sensaciones, de manera que tanto tú como tu compañero puedan derivar placer y diversión de las mismas. ¿Por qué no intentas incorporar el amamantamiento a tus juegos sexuales? Si esto no te atrae, intenta arreglar las cosas de manera que tú y tu pareja puedan hacer el amor poco después de haber amamantado a tu bebé. Sería una gran pérdida renunciar al amamantamiento ¡sólo porque no pudiste aceptar un orgasmo distinto!

En el momento en que me excito, mis pechos comienzan a manar leche. ¿Qué debo hacer?

No hay gran cosa que puedas hacer para prevenir esto; tu mejor opción es aceptarlo e incorporarlo a tus sesiones amatorias. Es mejor que no te pongas ropa de noche y que cubras las sábanas con toallas. Si te preocupa qué reacción podría tener tu compañero, habla con él acerca de tu ansiedad. Trata de no evitar hacer el amor sólo por chorrear leche, pues tu compañero podría sentir que lo estás rechazando.

Dato sexual

La oxitocina es una hormona que se produce durante la lactancia y el orgasmo. Ayuda a crear un vínculo estrecho entre la madre y su hijo.

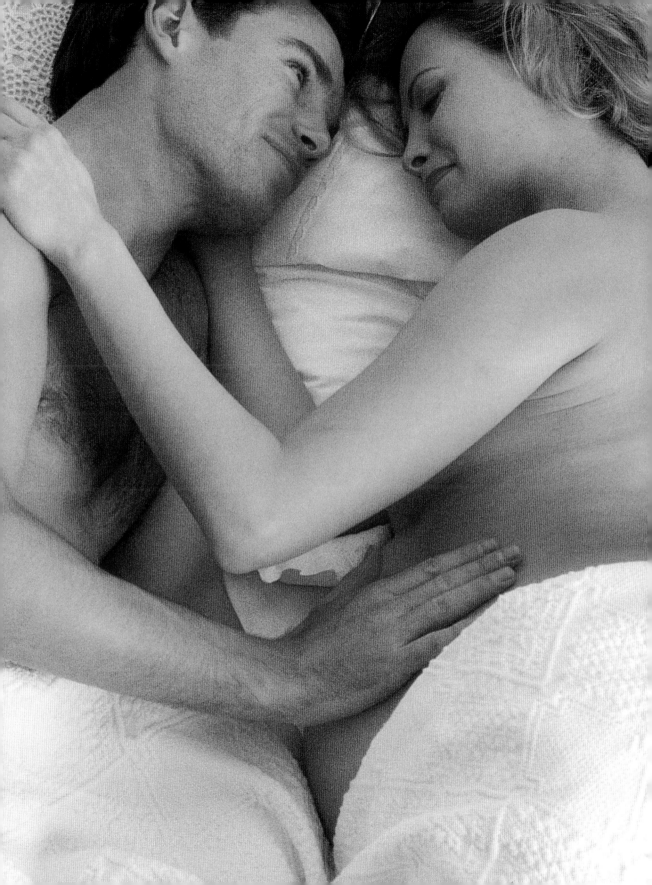

He estado amamantando a mi bebé durante los últimos seis meses y no he experimentado el menor deseo sexual. He escuchado decir que dar el pecho puede hacer que una pierda interés en el sexo. ¿Es cierto?

Como resultado del amamantamiento se genera la hormona conocida con el nombre de prolactina, y uno de los efectos secundarios que produce es la reducción del deseo sexual. Puedes estar segura de que, cuando estés lista para dejar de dar el pecho a tu bebé, tus hormonas y tu libido volverán a funcionar normalmente.

Sigo sin experimentar deseo sexual, a pesar de que he dejado de amamantar a mi bebé. ¿Qué sucede?

Es posible que tus niveles de prolactina aún sean altos, a pesar de que hayas dejado de amamantar. (Recordemos que la prolactina inhibe el deseo sexual.)

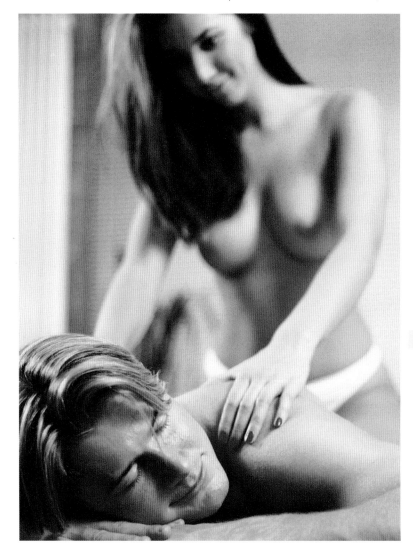

Consulta a tu médico acerca de la posibilidad de realizarte un análisis de sangre para verificar tus niveles hormonales. Si se confirma que tienes un alto nivel de prolactina, se te puede dar un tratamiento con un medicamento llamado bromocriptina, que restaura la libido y hace que los niveles hormonales alcancen la normalidad.

¿Podría nuestra bebé ser afectada por los sonidos que producimos al hacer el amor? Ella comparte nuestra recámara.

Es poco probable que su bebé interprete los sonidos que ustedes producen al hacer el amor. Es posible que incluso la calmen los gemidos y murmullos rutinarios del acto sexual. Así que, ¿por qué preocuparse innecesariamente de los sonidos naturales del sexo? Si sigues preocupada o inhibida por la presencia de tu bebé, simplemente intenta colocar su cuna en un cuarto adyacente durante el acto sexual.

Mi compañero no me ha tocado desde que nació nuestro bebé. Antes no podía dejar de hacer el amor. ¿Qué ha sucedido?

Los hombres, al igual que las mujeres, pueden experimentar una gran variedad de emociones en respuesta al nacimiento de un niño. Por ejemplo, es posible que tu compañero esté preocupado de que la vida haya cesado de ser divertida o de que ahora debe afrontar una serie de responsabilidades nuevas. Su falta de interés en el sexo puede reflejar un estado de tensión o depresión. O, quizás, el hecho de convertirse en padre ha distorsionado la visión que tiene de sí mismo y de ti como seres sexuales. Es posible que se identifique con su padre y a ti con su madre —éste hecho podría afectar su identidad sexual. Intenta dejar al bebé con tu madre durante un fin de semana y lleva a tu marido a tomar un descanso. Ayúdalo a confrontar sus sentimientos.

No logro excitarme con mi pareja a menos que imagine que ella es una prostituta, no una madre. ¿Cuál es mi problema?

¿Qué tiene de malo usar tu fantasía para gozar del sexo con tu pareja? En realidad, estás resolviendo de una manera muy práctica las dificultades eróticas que presenta para ti el nuevo papel de madre de tu pareja.

Desde que nació nuestro bebé mi marido me exige que hagamos el amor todo el tiempo. Encuentro la situación demasiado estresante. ¿Qué puedo hacer?

Es posible que tu pareja vea a tu bebé como un rival que absorbe todo tu tiempo y tu atención. Esta clase de reacción es particularmente común en hombres que sufrieron la carencia de atención de sus padres o que tuvieron que competir arduamente por la atención necesaria durante su infancia. A pesar de que tales respuestas parecen inapropiadas en la edad adulta, están firmemente enraizadas y resulta difícil deshacerse de ellas. Tu pareja necesita que acrecientes su confianza en la relación —lo primero que puedes hacer es brindarle muchísima atención de diversas maneras, no necesariamente sexuales. Abrázalo tiernamente y dile cuánto lo amas. Lo segundo sería mostrarte firme respecto a sus exigencias sexuales. Podrías decirle: "Me encantaría, pero no por el momento, —¿podríamos hacer una cita para después?" El tercer punto cosa sería ayudarle a desarrollar una

consejossexuales

El sexo después de haber tenido un bebé

Necesitarás aceptar que pueden darse algunos cambios temporales, perturbaciones e interrupciones en tu vida sexual poco después del nacimiento de tu hijo. Estos consejos pueden ayudarte a reiniciar fácilmente tu vida sexual:

• Si no produces lubricante natural durante la excitación sexual, usa gel o crema lubricante.

• Si están fatigados de pasar tantas noches en vela, no se sorprendan de tener pocas ganas de sexo. No seas demasiado dura contigo misma si no te sientes muy sensual.

• Si buscas intimidad, bésense y acurrúquense.

• Mantén el sentido de humor

respecto al sexo, especialmente si las cosas no salen como las planearon.

• Si sientes incomodidad durante el coito, acepta que las cosas mejorarán con el tiempo (pero siempre consulta a un médico si padeces dolores severos).

• No te preocupes si no tienes un orgasmo durante el encuentro sexual. Simplemente, goza el placer sensual de hacer el amor.

• Haz citas para hacer el amor cuando el bebé tome su siesta.

• El tener un hijo puede estrechar enormemente los lazos en una pareja —confía en que el amor y el sexo resurgirán más tarde.

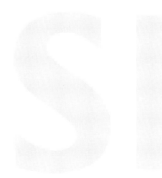

relación con su bebé como persona y no como un símbolo de su propia pérdida. Mientras más pronto hagas esto, él dejará de ver al bebé como un rival.

Ahora que nos hemos convertido en padres, es raro que encontremos el tiempo o la oportunidad para hacer el amor. ¿Qué podemos hacer?

Muchos otros padres se identificarán con ustedes. Intenten seguir los consejos que se dan a las parejas que trabajan demasiado (página 14).

¿sabes brindar apoyo?

Convertirse en padres puede llevar a las parejas a una nueva dimensión —brindar apoyo es vital. Algunas personas son buenas para ello; otras necesitan esforzarse más.

Tu pareja se siente incómoda en la cama porque ha subido de peso. Tú:

☐ A Le besas todo el cuerpo para darle confianza.

☐ B Le dices que es tan atractivo(a) como siempre.

☐ C Le dices que no te importa que haya subido de peso.

Tu pareja tiene problemas en el trabajo y llega a casa con gran fatiga y tensión. Tú:

☐ A Le preparas un baño y le tallas la espalda mientras te cuenta sus asuntos.

☐ B Le ofreces escuchar y discutir sus problemas.

☐ C Le dejas en paz.

Si no te gusta la posición sexual favorita de tu pareja, tú:

☐ A Le das gusto.

☐ B Le das lo que desea ocasionalmente.

☐ C Casi siempre te niegas a realizar dicha posición.

A tu pareja se le dificulta dejar de fumar. Tú:

☐ A Le ofreces un premio especial al final de cada semana de éxito.

☐ B Le preguntas cómo van sus esfuerzos.

☐ C Permaneces indiferente. Esta es su lucha personal.

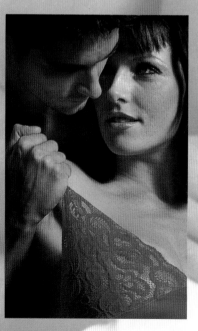

Tu pareja dice que está preocupado(a) de que a ti te guste una amistad mutua. Tú:

☐ A Le dices que es la única persona que te interesa.

☐ B Le dices que no sea ridículo; que no hay nada de qué preocuparse.

☐ C Gozas de la ansiedad que está sintiendo.

Ultimamente, tu pareja no ha tenido gran deseo sexual, tú:

☐ A Le demuestras tu amor con caricias suaves y tiernas, y esperas a ver cómo responde con el tiempo.

☐ B Dulcemente mencionas el tema del sexo para ver si quiere hablar de ello.

☐ C Te sientes rechazado(a) y le dices cuán molesto(a) estás.

Tu pareja se encuentra fatigado(a), pero tienes ganas de salir. Tú:

A Le das un masaje y sugieres que se acuesten temprano: pueden salir otra noche.

B Permaneces en casa con tu pareja.

C Llamas a otros que sí quieran salir contigo.

A tu pareja le gusta celebrar el aniversario pero ¿con qué frecuencia recuerdas la fecha?

A Siempre —te complace preparar una sorpresa.

B La mayor parte de las veces —generalmente cenan juntos.

C Rara vez. Necesitas que alguien te lo recuerde.

Tu pareja tiene dificultad para alcanzar el orgasmo. Tú:

A Encuentras soluciones que emplear juntos.

B Le dices que tendrás paciencia y que esperas que todo salga bien.

C Encuentras que es difícil hablar del tema.

Últimamente, tu pareja se muestra retraída. Tú:

A Le brindas una mayor atención y escuchas sus preocupaciones.

B Le preguntas qué problema le aqueja.

C Ignoras lo que le sucede y esperas que pase.

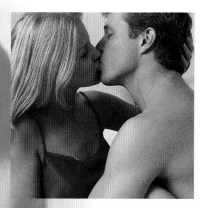

Tu pareja ha tenido una gran discusión con su familia. Tú:

A Escuchas compasivamente y ofreces tu ayuda.

B Escuchas imparcialmente.

C No te metes.

Tu pareja da poco tiempo a los jugueteos preliminares; esto no te gusta. Tú:

A Le conduces por medio del ejemplo y pasas mucho tiempo estimulando y acariciando.

B Le pides que desacelere el paso.

C Te quejas de que va demasiado rápido.

Si deseas hacer el amor y tu pareja no, tú:

A Te acurrucas a su lado y gozas mientras los dos se abrazan.

B Te acurrucas a su lado para animarle a cambiar de parecer.

C Te recuestas sobre tu mitad de la cama, desanimado(a).

Una mayoría de respuestas A:

Eres un(a) amante que sabe apoyar a su pareja. Tienes una visión muy sana de tu relación y estás dispuesto(a) a ayudar a tu pareja cuando lo requiera. Expresas tu actitud complaciente, tanto de manera sexual como verbal. Esto hace que tu relación sea feliz, pues sabes brindar seguridad y confianza. Sólo una advertencia: a pesar de que es fantástico que brindes tanto apoyo, no te olvides de tus necesidades.

Una mayoría de respuestas B:

Te importa mucho tu pareja y tomas un vivo interés en cualquier problema que pueda estar experimentando. Estás preparado(a) para mostrar tu apoyo, a pesar de que a tu pareja probablemente le gustaría que te mostraras más activo(a). Un mayor esfuerzo de tu parte le probaría que tu relación te importa muchísimo y que juntos pueden sobreponerse a las dificultades.

Una mayoría de respuestas C:

A pesar de que no tengo dudas de que amas a tu pareja, es probable que no te involucres demasiado en los problemas que la aquejan. Intenta mostrarte sensible a cualquier dificultad que esté enfrentando. Es posible que no te guste reconocer que los problemas existen o que carezcas de confianza en tu capacidad de resolverlos. O quizás no te des cuenta de que tu incapacidad de compromiso pueda ser interpretada como apatía o indiferencia. No tengas miedo de mostrarle cuánto te importa su relación.

RESPUESTAS

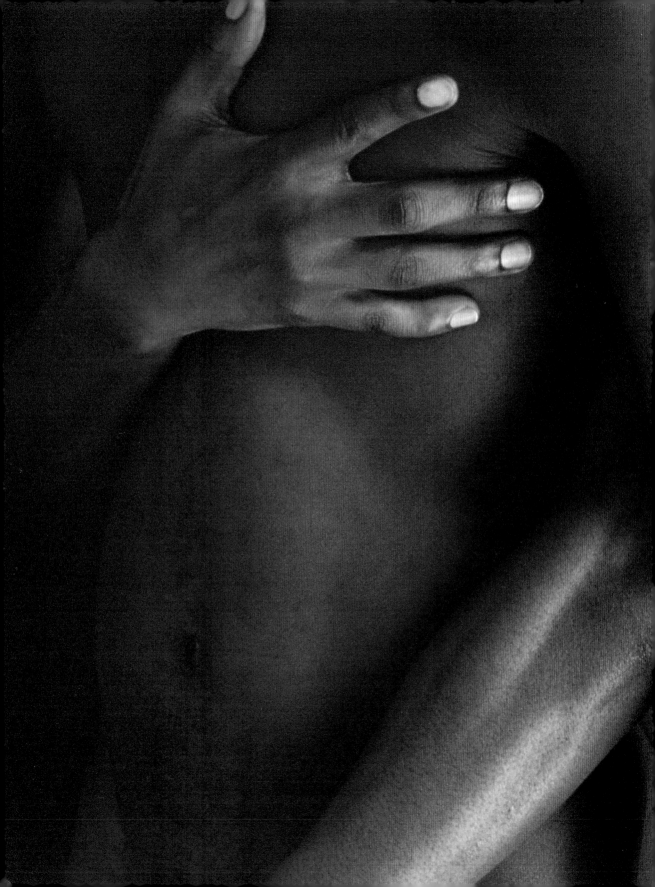

cuestionar tu sexualidad

Algunas personas se sienten muy seguras de su sexualidad —ya sean homosexuales o heterosexuales —desde su infancia o adolescencia. Otras definen su identidad sexual después, o necesitan experimentar para descubrirse.

Explorando la sexualidad

¿Es cierto que nadie es cien por ciento heterosexual u homosexual?

Alfred Kinsey, el famoso investigador sobre la sexualidad humana declaró, en su escala de orientación sexual, que la sexualidad humana puede abarcar una gama que va de la heterosexualidad pura, pasando por la bisexualidad, hasta la homosexualidad pura. Por medio de este planteamiento, se puede decir que existen personas cien por ciento homosexuales o cien por ciento heterosexuales.

¿Es correcto experimentar sexualmente con parejas de ambos sexos antes de decidir mi identidad sexual?

Sí, pero antes de embarcarte en una experimentación sexual seria, vale la pena que analices tus sentimientos de manera que puedas evitar herir a otros o causarte daño. ¿Te intriga la idea de la homosexualidad? ¿Sientes que te estás perdiendo de una experiencia sexual

que te complacería? ¿La homosexualidad te parece un escape tentador de relaciones heterosexuales poco convincentes? ¿Sientes una atracción genuina y profunda por miembros de tu propio sexo? Intenta ser claro(a) acerca de los motivos que te instan a llevar a cabo dicha experimentación, pues debes tomar en cuenta que existen momentos en la vida, tales como la adolescencia o cuando terminas una relación, cuando los motivos sexuales pueden ser confusos.

¿Cómo puedo saber si soy homosexual?

Algunas personas dicen saber instintivamente que son homosexuales. Estas personas generalmente tienen sentimientos desbordantes de atracción por personas de su mismo sexo, al tiempo que se muestran sexualmente indiferentes o les desagrada la idea de tener relaciones sexuales con alguien del sexo opuesto. Otras personas

descubren que son homosexuales por medio de la experimentación.

Tengo fantasías con amistades de mi sexo. ¿Soy homosexual o bisexual?

Es posible, pero también podría significar que tienes una imaginación sexual muy activa. Puedes tener fantasías acerca de cualquier persona, sin que necesariamente sea un reflejo de tus verdaderos deseos sexuales o de tus preferencias en cuanto a género. Las investigaciones realizadas por los terapeutas sexuales Masters y Johnson,

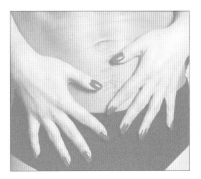

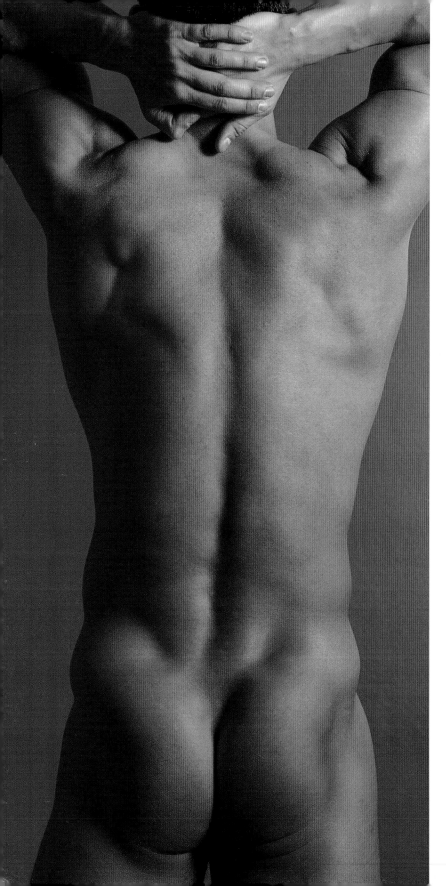

revelaron que algunos hombres homosexuales tienen fantasías sobre relaciones sexuales con mujeres heterosexuales. A pesar de dichas fantasías, estos hombres siguieron siendo firmemente homosexuales.

Estoy deprimido porque pienso que tal vez soy homosexual.

Puedes combatir tu depresión sirviéndote de una terapia que te ayude a hablar y un tratamiento a base de medicamentos. Consulta a tu médico acerca de ambos. Lo que no puedes hacer es eliminar la posibilidad de ser homosexual —así como algunos somos heterosexuales, algunos somos homosexuales. No hay "cura" para la homosexualidad porque, así de sencillo, no es algo que necesite ser curado. El paso del tiempo revelerá si realmente eres homosexual. Si lo eres, debes aceptar con buen ánimo tu homosexualidad, como una parte positiva de tu identidad.

Tengo 29 años y soy una mujer felizmente casada, madre de dos hijos, pero recientemente me he sentido atraída por otra mujer. ¿Qué significa ésto?

Podría significar desde una atracción temporal hasta el deseo de incurrir en un encuentro íntimo con alguien a quien respetas y admiras, o descubrir tu verdadera sexualidad, ya sea bisexual o lésbica. No todas las mujeres descubren su identidad sexual durante la adolescencia. Existen muchas mujeres casadas a quienes el tiempo y la seguridad del matrimonio les permite descubrir gradualmente sus sentimientos lésbicos. Hasta que llegues a comprender plenamente tus sentimientos, quizás es mejor que no hagas nada por cambiar tu estilo de vida.

Pienso que soy un hombre bisexual, pero mis amigos homosexuales me dicen que no hago nada por definirme. ¿Tienen razón?

Las investigaciones demuestran que la bisexualidad es una selección sexual legítima. Los terapeutas Masters y Johnson realizaron una investigación sobre la homosexualidad y, a través de ella, descubrieron que existe lo que se llama bisexualidad y que muchas de las personas que profesan la bisexualidad sienten igual atracción por mujeres que por hombres. En mi opinión, cualquier persona que tenga un interés sexual activo en ambos sexos puede ser considerada bisexual.

Pienso que a lo mejor soy homosexual, pero nunca he tenido una relación de este tipo. ¿Qué puedo hacer para tener una?

Si vives en una comunidad provinciana aislada o en un pueblo pequeño, esto puede resultar difícil. Una manera de mantenerse en contacto con otros homosexuales es responder a los anuncios de ocasión que se publican en los periódicos o revistas especializadas (o anúnciate tú mismo). Otra opción es revisar sitios en la Red especiales para personas homosexuales, o solicitar los consejos de alguna línea telefónica que brinde ayuda a homosexuales. Muchos hombres y mujeres homosexuales prefieren vivir en ciudades grandes porque esto facilita su vida social.

El sólo hecho de que a un hombre le guste ponerse ropa femenina, ¿lo convierte en homosexual?

No. Muchos travestis son hombres heterosexuales que están contentos con su sexualidad, pero tienen un fetiche por la ropa femenina. Generalmente están motivados por una asociación erótica poderosa, que se genera durante la infancia entre la ropa femenina y la excitación sexual.

Desde hace varios años me dedico a vestirme con ropa femenina, pero en secreto. ¿Debo decírselo a mi esposa?

Pregúntate lo siguiente:
• ¿Tu compulsión por vestirte con ropa femenina se está volviendo más fuerte,

¿Qué significa si...
mi pareja haya tenido una experiencia homosexual en el pasado?

• Él o ella estaba atravesando una etapa de experimentación sexual —al igual que muchas personas— y ahora ha escogido vivir una vida heterosexual y tener relaciones heterosexuales.

• Él o ella tiene tendencias bisexuales pero siente una mayor preferencia por el sexo opuesto y puede adaptarse perfectamente a una relación enteramente heterosexual.

• Él o ella es bisexual y puede sentir igual atracción por un hombre que por una mujer. Nuevamente, esto no excluye que se comprometa a tener una relación sexual seria contigo.

al grado que tu esposa podría descubrirte?
• ¿Tu esposa se muestra receptiva a conversar sobre ese tema?
• ¿Qué puedes perder si se lo dices y las cosas no salen muy bien que digamos? Si decides confesárselo a tu esposa, necesitarás asegurarle que sigues siendo heterosexual y que la encuentras atractiva sexualmente (suponiendo que es cierto). Ella, definitivamente, necesitará que se lo asegures. También debes tomar en cuenta que, en caso de que lleguen a una separación o al divorcio, la corte seguramente se mostrará prejuiciada en contra de un travesti cuando decida sobre la custodia de los niños.

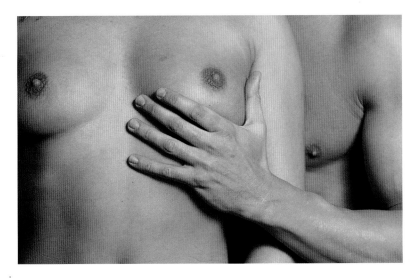

¿eres heterosexual?

Muchas personas sienten curiosidad de tener relaciones sexuales con una persona de su mismo sexo, pero algunas se sienten más inclinadas que otras a poner en práctica dicha curiosidad.

¿Has besado eróticamente a alguien de tu sexo?

- [ ] A Sí.
- [ ] B Una vez, pero de broma.
- [ ] C Nunca.

¿Has sentido atracción sexual por un maestro de tu sexo?

- [ ] A Sí, definitivamente.
- [ ] B Quizá (no estás seguro(a) de que tus sentimientos hayan sido del todo sexuales).
- [ ] C Claro que no.

Tu pareja te sugiere que hagan un trío sexual con alguien de tu sexo. Tú:

- [ ] A ¡Aceptas la oportunidad!
- [ ] B Piensas que podría ser interesante.
- [ ] C Piensas que es una mala idea y dices que no.

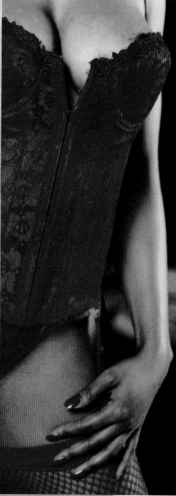

Estás un poco borracho(a) y un amigo apuesta a que no te atreverías a cortejar a tu mejor amigo (de tu mismo sexo). Tú:

- [ ] A Gozas el cortejo y tomas el dinero.
- [ ] B Cortejas a tu amigo, pero te sientes un poco extraño.
- [ ] C Pierdes la apuesta.

Un actor/actriz de tu propio sexo aparece en una película. Tú:

- [ ] A Esperas ansiosamente las escenas eróticas.
- [ ] B Gozas más de la película como resultado.
- [ ] C Lo/la admiras de manera desapasionada.

Entras a un bar y hay un desnudista de tu sexo. Tú:

- [ ] A Gozas la actuación y te atrae el cuerpo.
- [ ] B Observas con curiosidad.
- [ ] C Te sientes avergonzado(a) y miras hacia otro lado.

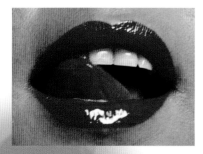

Descubres que te atrae un colega de tu mismo sexo. tú:

- [ ] A Le coqueteas abiertamente.
- [ ] B Le admiras desde lejos.
- [ ] C Tienes la seguridad de que tus sentimientos no son sexuales.

Una escena homosexual aparece en la televisión. Tú:

- [ ] A Prestas mucha atención.
- [ ] B Observas con cierto interés.
- [ ] C Cambias de canal.

En un bar, alguien de tu sexo te coquetea.

- [ ] A Interesado(a) y abierto(a) a cualquier sugerencia.
- [ ] B Halagado(a) nervioso(a).
- [ ] C Impávido(a).

Las relaciones homosexuales te parecen:

- [ ] A Perfectamente naturales.
- [ ] B Funcionales para algunos.
- [ ] C Te es difícil comprender porqué dos personas del mismo sexo sentirían atracción.

Una amistad (de tu mismo sexo), suele tocarte. Tú:

- [ ] A Respondes de la misma manera y te preguntas si quiere provocarte.
- [ ] B Gozas de su estilo personal.
- [ ] C Deseas que deje de tocarte.

Una amistad de tu mismo sexo viste muy sexy. Tú:

- [ ] A La admiras abiertamente.
- [ ] B La admiras sin hacer ningún comentario.
- [ ] C Ni siquiera te das cuenta.

Una amistad de tu sexo ha soñado eróticamente contigo. Tú:

- [ ] A Te sientes muy excitado.
- [ ] B Evitas interpretarlo.
- [ ] C Esto te aleja de tu amistad.

En las regaderas del gimnasio:

- [ ] A Te asomas discretamente a admirar los cuerpos desnudos.
- [ ] B Notas la desnudez de los demás, pero no los miras.
- [ ] C Realmente ni los notas, pues la desnudez no te afecta.

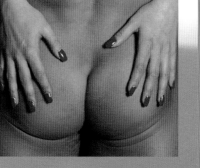

RESPUESTAS

Una mayoría de respuestas A: No tienes inhibición alguna respecto a tu sexualidad y cuando te gusta una persona de tu sexo, no tienes problema en demostrarlo. Es posible que ya hayas decidido que eres bisexual o, quizás, eres una de esas personas que no necesitan ponerle etiquetas a su sexualidad —en ocasiones sientes atracción por alguien de tu propio sexo y en ocasiones no. Sigue adelante, pero ten cuidado de no ser herido(a) —no todas las personas son tan abiertas sexualmente.

Una mayoría de respuestas B: Al igual que muchos, probablemente tienes una curiosidad latente acerca de la homosexualidad, pero no es lo suficientemente fuerte como para que actúes en ese sentido. Si acaso se presentara una ocasión y en ese momento tuvieras ganas, quizá considerarías la posibilidad de experimentar un poco, pero la homosexualidad no es algo que busques activamente.

Una mayoría de respuestas C: Tienes una visión muy clara de tu sexualidad y los encuentros homosexuales no juegan un papel importante en tu vida sexual. Quizás has tenido dudas sobre tu sexualidad en el pasado y ya has decidido que eres definitivamente heterosexual, o quizá ni siquiera se te ha ocurrido tener relaciones con alguien de tu mismo sexo. Es bueno que estés tan seguro de tu propia sexualidad —simplemente estás escogiendo lo que es mejor para ti, al tiempo que respetas las decisiones de otros.

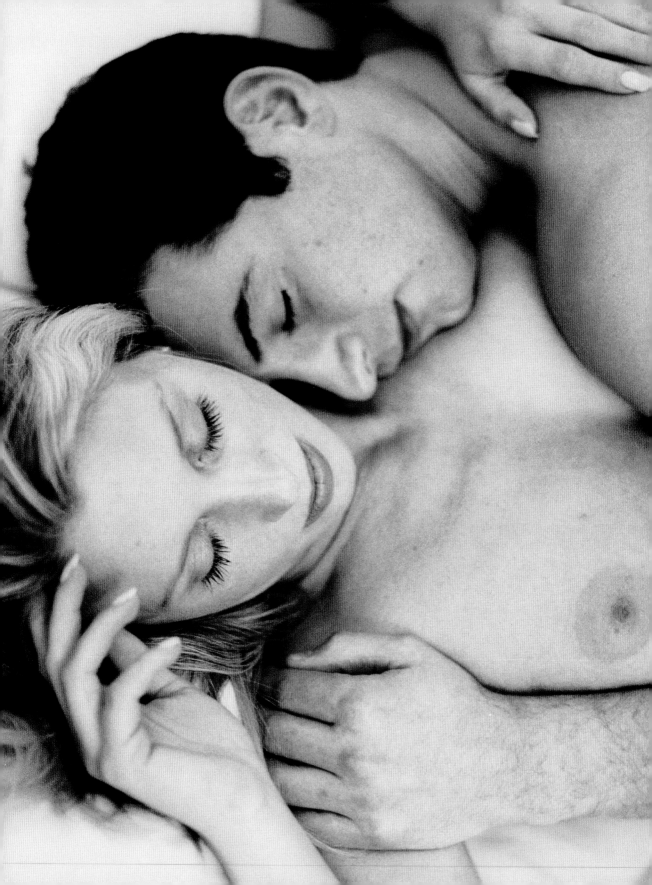

tu sexual

Como individuos, ahora tenemos un mayor conocimiento acerca de la fertilidad y la salud sexual. Esto significa que todos podemos ser responsables en la prevención de embarazos no deseados e infecciones de transmisión sexual (ITS).

La anticoncepción

¿Qué métodos anticonceptivos son más seguros?

Los métodos hormonales de anticoncepción, como la píldora combinada, son los más efectivos. Cuando es usada correctamente, la píldora combinada es efectiva en 99 por ciento de los casos. Contiene las hormonas femeninas llamadas estrógeno y progestogén (una versión sintética de la hormona natural llamada progesterona) y funciona al prevenir la ovulación en cada ciclo menstrual. Otros métodos hormonales de anticoncepción incluyen parches, implantes e inyecciones que son efectivos casi en 100 por ciento de los casos. (Consulta a tu médico para saber si estos métodos son adecuados para tí.) La espiral, que es un alambre de cobre en forma de espiral o de T, que el médico coloca en la entrada del útero, también es muy efectiva (de 98 a 99 por ciento). Funciona al evitar que un óvulo fertilizado se implante en la pared del útero. Otro aparato, conocido como

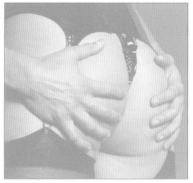

sistema intrauterino, es incluso más efectivo (casi 100 por ciento de efectividad), ya que está impregnado de progestogén, y hace que la fertilización sea menos probable. Una desventaja de los métodos anticonceptivos hormonales es que, a pesar de que son efectivos para prevenir el embarazo, no te protegen de las infecciones de transmisión sexual.

He tomado la píldora durante años y estoy cansada de ello. ¿Qué opciones existen, tomando

en cuenta que a mi marido no le gustan los condones?

Una buena alternativa a los anticonceptivos hormonales son los métodos de barrera, como el diafragma y el condón femenino. La ventaja del diafragma es que sólo lo insertas en tu vagina cuando deseas hacer el amor.

La ventaja del condón femenino es que puedes comprarlo en una farmacia, sin prescripción médica, puedes insertarlo en tu vagina en cualquier momento anterior al encuentro sexual y retirarlo también en cualquier momento, después de hacer el amor. El condón femenino es más caro que otros tipos de anticonceptivos y es importante que lo uses correctamente, asegurándote, por ejemplo, de que el pene entre directamente al condón y que no se inserte en algún espacio entre el condón y la vagina.

Otras opciones de anticonceptivos incluyen los aparatos intrauterinos y la planeación familiar natural, pero debes discutir con tu médico cuál de los métodos es mejor para tu caso.

Una amiga me dijo que no puedo tomar la píldora anticonceptiva porque tengo más de 35 años y fumo. ¿Es cierto?

El efecto combinado de fumar, tomar la píldora anticonceptiva y tener más de 35 años aumenta el riesgo de padecer una trombosis y presión alta. Ambas situaciones pueden poner tu salud en grave riesgo. Sin embargo, esto sólo se aplica a la pastilla combinada y no a la

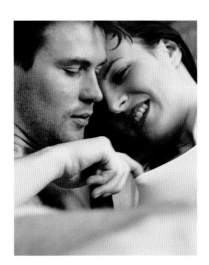

píldora elaborada exclusivamente con progestógen. Consulta a tu médico.

No tengo una pareja sexual regular y cuando me acuesto con alguien, es esencial que no me embarace. ¿Qué anticonceptivo debería emplear?

Si practicas el sexo casual, es importante que te protejas en contra de las infecciones de transmisión sexual y contra el embarazo. Por esta razón, deberías usar un condón, masculino o femenino, cada vez que haces el amor. Los condones son confiables, pero si

---

consejossexuales

Los principales tipos de anticonceptivos

Los principales métodos anticonceptivos son: los de barrera (los condones, masculino y femenino, y los diafragmas), los hormonales (las píldoras, los implantes, los parches y las inyecciones), y los mecánicos, (dispositivos intrauterinos, DIU). Discute con tu ginecólogo cuál es el mejor para ti.

• El condón masculino es el método anticonceptivo más popular y consiste en una funda hecha de látex o de poliuretano que se desenrolla a lo largo del pene antes de iniciar el coito y se desecha tras la eyaculación. Usado correctamente da una protección de 98 por ciento.

• El condón femenino es un tubo suelto que se inserta en la vagina antes de la penetración y se desecha después. Tiene una efectividad de 90 por ciento.

• La píldora combinada es la más común y contiene las hormonas progetógen y estrógeno. Bien usada, proporciona una efectividad de 99 por ciento.

• La píldora de progestógen, o "mini-píldora" es adecuada para las mujeres que fuman, que tienen más de 40 años o que no pueden tomar estrógeno.

• El dispositivo intrauterino (DIU) es un aparato pequeño de plástico, envuelto en un alambre de cobre muy delgado, que el ginecólogo inserta en el útero y tiene 99 por ciento de efectividad, durante varios años. Un tipo de DIU, conocido como el sistema intrauterino, suelta progestógen en el cuerpo de la mujer y tiene una efectividad de casi 100 por ciento.

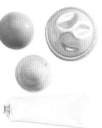

• El diafragma y la tapa son aparatos de hule que cubren el cérvix de la mujer. Se llenan de espermicida, se insertan poco antes del coito y se extraen varias horas después. Si se les emplea adecuadamente, proporcionan una efectividad anticonceptiva de 92 a 96 por ciento.

• Otros métodos hormonales como las inyecciones, los implantes y los parches son extremadamente efectivos (más de 99 por ciento). Deben ser administrados por un ginecólogo.

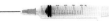

quieres asegurarte de que no quedarás preñada, podrías considerar un anticonceptivo de refuerzo, como puede ser la píldora. Sopesa las ventajas y desventajas de esta solución, y consulta a tu médico.

En poco tiempo nacerá mi tercer hijo y estoy segura de que ya no querré tener más. ¿Cuál es el mejor método anticonceptivo para mí?

Muchas mujeres que sienten que han tenido suficientes hijos escogen usar dispositivos o sistemas intrauterinos, porque ofrecen protección anticonceptiva de larga duración y porque uno prácticamente puede olvidarse de ellos una vez que han sido insertados en el cuerpo. Otras prefieren la esterilización como un método anticonceptivo permanente pero, ya que es imposible de revertir, necesitas estar absolutamente segura de que ya no deseas tener más hijos. Toma en cuenta que, en el caso de que comiences a amamantar a tu hijo, algunos métodos anticonceptivos, como la píldora, no son recomendables.

Me gusta la idea de controlar mi fertilidad naturalmente, pero ¿cuáles y qué tan confiables son los métodos naturales?

El control anticonceptivo natural tiene un índice de fracaso mucho más grande que cualquier otro método contraceptivo. Este índice de fracaso varía de acuerdo con el método que se emplee, pero puede fracasar hasta en 30 por ciento. El método menos efectivo es el que se basa en extraer el pene antes de la eyaculación (también conocido como *coitus interruptus*, el coito interrumpido). La clave de un método de control natal natural es estar sumamente familiarizada con tu ciclo

menstrual, de manera que conozcas bien en qué días estás por ovular. Es entonces que se deja de copular durante unos días antes y después de la ovulación (como método alternativo puedes emplear un método anticonceptivo de barrera).

¿Cómo funciona la píldora para el día siguiente?

La píldora para la mañana siguiente del coito es una forma contraceptiva de urgencia, que puede ser tomada hasta 72 horas después de haber hecho el amor sin protección. Introduce una dosis muy grande de hormonas en el cuerpo de la mujer y previene la implantación de un huevo fertilizado en el útero, en caso de que se haya realizado la concepción.

---

uncaso

"Tengo miedo de que mi esposo se me acerque."

Aileen, 33 años

Tal parece que soy una de esas mujeres que se embarazan con el solo hecho de que un hombre respire sobre ellas. En cuanto a métodos anticonceptivos, los he probado todos. Logré embarazarme con el diafragma puesto, dos veces me embaracé usando condón, y una vez con el aparato intrauterino. Como resultado, ahora tengo cuatro hijos y una enorme retiscencia de tener relaciones sexuales. Tengo miedo de dejar que mi esposo se me acerque. Esto es sumamente difícil para él y temo que me deje. En las pocas ocasiones en que hacemos el amor, estoy tan preocupada y tensa que no gozo ni alcanzo el orgasmo.

Anne responde:

" *La ansiedad que produce el temor de concebir puede ser uno de los asesinos más grandes del deseo y el placer sexual. Muchas veces, un problema que más bien tiene que ver con el control natal emerge disfrazado como un problema sexual —es típico que la mujer sufra un estado de suma ansiedad y ya no pueda sentir excitación sexual y tampoco pueda identificar la verdadera causa. En el caso de Aileen la solución parece relativamente sencilla. Su pareja podría optar por hacerse la vasectomía o ella podría esterilizarse. La operación es una microcirugía cuyo fin es bloquear las trompas de Falopio, de manera que los huevos ya no puedan trasladarse al útero y, por tanto, ya no es posible concebir.* **"**

Sexo más seguro

¿Cuáles son los principales peligros de hacer el amor sin protección?

El principal peligro es infectarse del Virus de Inmunodeficiencia Humana (VIH) o de otras infecciones de transmisión sexual (ITS), como herpes, verrugas genitales, gonorrea, sífilis, clamidia, tricomoniasis y hepatitis tipo B. Las infecciones de transmisión sexual de tipo viral, como el VIH o el herpes sólo pueden ser tratados, mas no curados. Algunas ITS pueden causar daño de larga duración a tu cuerpo: la clamidia, por ejemplo, puede resultar en complicaciones que conducen a la infertilidad. También existe el peligro de que las relaciones sexuales sin protección pueden llevarte a un embarazo no deseado.

¿En qué consiste el sexo seguro?

El término "sexo seguro" se refiere a las prácticas sexuales que conllevan un bajo riesgo de transmitir el VIH. El sexo seguro también minimiza el riesgo de contraer otras ITS. El sexo seguro ha sido diseñado para prevenir los intercambios de fluídos corporales durante el acto sexual, pues ésta es la vía principal de contagio. Dos de las prácticas más importantes del sexo seguro son: usar un condón durante el sexo penetrativo (anal o vaginal) y tener relaciones sexuales que no sean penetrativas.

¿Cuáles son las alternativas seguras al coito?

La fantasía y la masturbación son dos formas seguras de sexo no penetrativo

—tu pareja y tú pueden tomar turnos en describir fantasías eróticas, al tiempo que ambos se masturban. Pueden emplear vibradores, siempre y cuando no los compartan. También pueden tener sexo oral, empleando un condón o una barrera de látex. Otra manera de tener sexo seguro es brindarse un masaje corporal, siempre y cuando eviten intercambiar fluidos corporales —por ejemplo, deberían evitar eyacular sobre un área en que la piel muestre una herida, por pequeña que sea.

Sé que debería usar un condón durante el coito, pero encuentro que mi pene no obtiene suficiente estímulo. ¿Qué debo hacer?

Intenta experimentar con distintas marcas de condones. Si los condones de látex tradicionales no te funcionan, usa los condones de poliuretano, que son mucho más finos. También podrías discutir con tu pareja la posibilidad de usar condones femeninos. Otro consejo es asegurarte de que los juegos preliminares hayan sido extensos e intensos, de manera que estés sumamente excitado antes de ponerte el condón.

Si mi pareja y yo somos vírgenes, no necesitamos usar condones, ¿o sí?

Si estás seguro de que jamás has sido expuesto al VIH de otras maneras que no sean sexuales, entonces el uso de condones no será necesario. Pero aún así necesitan considerar el riesgo de un embarazo no deseado y discutir con su ginecólogo qué opciones de métodos anticonceptivos están a su disposición. Y también necesitan asegurarse de que los dos van a ser monógamos.

consejossexuales

Cómo colocarse el condón

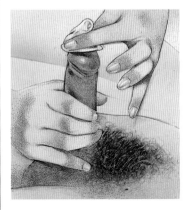

1. Pon el condón sin desenrollar en la punta del pene. Presiona la punta del condón y saca el aire.

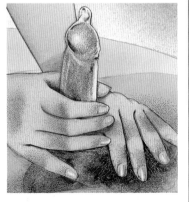

2. Desenrolla el condón hacia lo largo del pene, de manera que el borde descanse en la base del miembro.

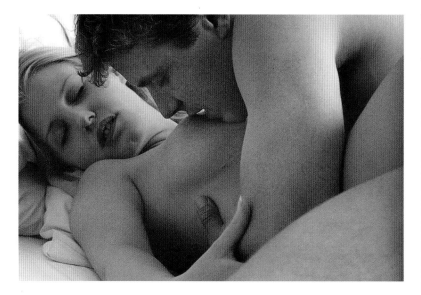

¿Cómo debo abordar el tema de los condones con mi pareja?

Podrías decir algo así: "Sólo me siento realmente segura si usamos un condón. ¿No sientes lo mismo?" Si, después de una discusión en la que has escogido bien tus palabras, tu pareja se rehusa a usar un condón, podrías decir: "Me gustas y me encantaría acostarme contigo, pero mi convicción de usar medidas de seguridad para hacer el amor es tan profunda que vamos a dar por terminado nuestro encuentro ahora mismo. Pero, ¿por qué no seguimos siendo amigos?"

¿Qué tan seguro es el sexo oral?

No es del todo seguro, ya que los fluidos vaginales y el semen entran en contacto con la piel y las membranas mucosas de la boca. Si estas membranas presentan heridas o úlceras (ya sea por fuegos internos o encías sangrantes, por ejemplo), el VIH puede entrar al cuerpo por medio de semen infectado o de fluído vaginal infectado. Pueden lograr que el sexo oral se convierta en una experiencia más

segura al usar un condón durante la felación y una barrera de látex durante el cunnilingus.

¿Acaso es segura la masturbación mutua?

No debería haber problema alguno, siempre y cuando:

• Ninguno de los dos tenga cortadas, heridas o abrasiones en las manos o dedos.
• Ninguno de los dos tenga cortadas, heridas o abrasiones en los genitales.
• Ni el semen o el fluido vaginal entren en contacto con heridas en ninguna parte del cuerpo.

¿Es cierto que sólo los hombres homosexuales se infectan del VIH?

Esto no es cierto. La idea surgió en los países occidentales debido a que los primeros casos de VIH que fueron diagnosticados en miembros de la comunidad homosexual de Estados Unidos. Desde entonces, el VIH ha afectado tanto a los heterosexuales como a los homosexuales. En África, donde millones de personas han sido

endetalle

El sexo y la transmisión del VIH

Diferentes actos sexuales implican distintos grados de riesgo. Para estar completamente a salvo, es necesario evitar cualquier intercambio de fluidos corporales.

Prácticas que implican un riesgo:

• Coito vaginal sin condón.
• Coito anal con o sin el uso de condón.
• Cualquier actividad sexual que provoque hemorragia, ya sea accidental o deliberadamente.
• El compartir implementos sexuales para penetrar, como los vibradores.
• La felación sin protección, sobre todo si se llega al orgasmo.
• Besar o lamer el ano.
• Insertar dedos o manos al ano.
• Besar de boca a boca, especialmente si uno de los miembros de la pareja tiene alguna herida.

Prácticas menos riesgosas:

• El coito vaginal con condón.
• El cunnilingus con barrera de látex.
• La felación con condón.

Prácticas sin riesgo:

• Besos secos.
• Cuando el semen o los fluidos vaginales entran en contacto con piel que no tiene heridas.
• La masturbación.
• El abrazarse y acariciarse.

infectadas por el VIH, la mayoría son heterosexuales.

Infecciones de transmisión sexual (ITS)

Estoy muy nerviosa por la posibilidad de contraer alguna enfermedad sexual. ¿Cómo puedo protegerme?

El único método absolutamente seguro es no tener contacto sexual, pero muchas personas encuentran que esto es poco menos que imposible. Lo mejor es seguir teniendo relaciones sexuales con el mismo compañero, exclusivamente, el cual, según supones, está libre de cualquier infección. O deberías practicar el sexo seguro (ver las páginas 154-155), lo cual significa usar condones cada vez que tienes relaciones sexuales (sean penetrativas o no). Deberías mostrarte cautelosa acerca de cualquier signo que advierta la presencia de una infección en una pareja, como puede ser una descarga poco común, un olor desagradable, o heridas o ampollas genitales, protuberancias o comezón. Si tienes cualquier duda, no hagas el amor.

¿Cómo puedo saber si he contraído una infección de transmisión sexual?

Los signos comunes a todas las infecciones de transmisión sexual son: una descarga de fluido vaginal o del pene; protuberancias, heridas, úlceras o tumores en cualquier zona en torno a los genitales, el perineo o el ano; dolor al orinar y, en ocasiones, fiebre. Algunas infecciones de transmisión sexual, tales como la clamidia y la gonorrea, son difíciles de detectar porque pueden ocasionar síntomas muy leves o ningún síntoma en especial. Ésta es la razón por la que es tan importante hacerse una revisión genital y sexual, incluso si uno no presenta ningún síntoma específico.

¿Qué debo hacer si me he acostado con alguien de quien sospecho tiene una infección de transmisión sexual?

Deberías buscar ayuda médica o acudir a la clínica genito-urinaria del hospital más cercano. Es muy importante que te hagas una revisión. Las ITS que no han sido diagnosticadas y, por tanto, no han recibido tratamiento médico, pueden ser transmitidas a otros compañeros sexuales y provocar complicaciones de salud, tanto para ti como para otros. Por dar sólo un ejemplo, algunos tipos de pústulas de virus genital están asociadas con el desarrollo del cáncer cervicouterino (se recomienda que cualquier mujer que haya sido infectada con el virus del papiloma humano deberá hacerse el Papanicolau cada año).

¿Pueden curarse las enfermedades de transmisión sexual sin ayuda médica?

La mayoría no pueden curarse por sí solas. Y sería poco sabio dejar sin tratamiento una infección de transmisión sexual, porque puede conducir a una enfermedad más grave.

¿Puedo contraer una infección de transmisión sexual sin tener relaciones sexuales?

Ocasionalmente. El contacto íntimo de los cuerpos, sin llegar al coito, puede ser suficiente para transmitir algunas ITS, como es el caso de las liendres púbicas. La gonorrea puede ser transmitida por medio de besos profundos de boca a boca, pero esto es muy raro.

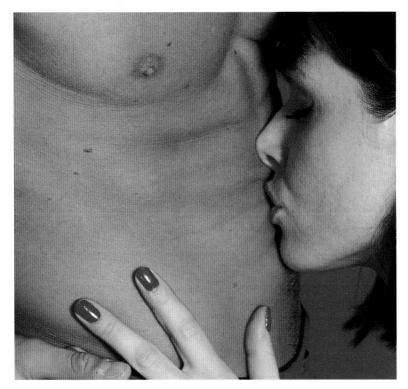

¿Puedo contraer una ITS de toallas infectadas o de los asientos de los inodoros?

La triconomiasis puede ser transmitida por medio de objetos húmedos, tales como toallas o franelas. Esto se debe a que la *Trichomonas vaginalis* es un organismo unicelular o parásito, que puede sobrevivir fuera del cuerpo, en lugares húmedos y durante varias horas. Si has contraído tricomoniasis, no compartas tu toalla o tus franelas con nadie y lava tu ropa regularmente. Las liendres públicas pueden sobrevivir en la ropa de cama y ropa normal hasta 24 horas. Así que, nuevamente te recomendamos que, de estar infectado, te asegures de que tu higiene personal es muy buena. Sin embargo, la mayor parte de las ITS no son transmitidas por contactos casuales, no-sexuales, pero pueden ser transmitidas por transfusiones de sangre, por instrumentos médicos contaminados o por agujas empleadas para inyectar drogas intravenosas.

Padezco actualmente de una descarga vaginal. ¿Cómo puedo saber si es normal o si algo anda mal?

Las secreciones vaginales normales tienden a fluctuar con el ciclo menstrual. En la mayor parte de los días, la secreción es blanquecina y su olor es fresco y ligeramente dulzón. Alrededor de la ovulación, se vuelve transparente y más bien se parece a la clara de huevo. Hacia el inicio del período menstrual, puede volverse ligeramente amarilla y su olor es fuerte, mas no desagradable. Las mujeres embarazadas o que toman la píldora anticonceptiva pueden notar que sus secreciones vaginales aumentan en cantidad y esto también es normal.

endetalle

Infecciones comunes de transmisión sexual

Estas son las infecciones de transmisión sexual más comunes:

HIV: este es el virus del SIDA (síndrome de inmunodeficiencia adquirida). El VIH puede atacar al sistema inmunológico, volviéndo a la persona vulnerable a una gran variedad de infecciones. A pesar de que no existe ninguna cura definitiva para el VIH, han sido desarrolladas una serie de combinaciones de medicamentos que ayudan a quienes lo sufren a soportar los efectos del mal.

Verrugas genitales: éstas comienzan como pequeñas protuberancias en los genitales o alrededor del ano. Pueden crecer rápidamente y adquirir forma de coliflor. Un doctor puede "quemar" las verrugas usando sustancias ácidas, por medio de la terapia de rayos láser o por otros métodos.

Herpes genital: es similar a los fuegos que crecen en la boca o en los labios. El primer ataque de herpes genital es generalmente el peor y puede ser acompañado de fiebre; las glándulas linfáticas (ganglios) suelen inflamarse. A pesar de que no existe cura completa para los síntomas del herpes, sí pueden ser aliviados, en parte, gracias al uso del medicamento llamado aciclovir.

Gonorrea: en los hombres los signos son una descarga gruesa, lechosa y sensación ardiente al orinar. Las mujeres pueden tener una descarga amarillenta o permanecer sin ningún síntoma. El tratamiento se basa en dosis altas de penicilina.

Sífilis: el primer síntoma es una herida o úlcera indolora, generalmente cerca de la zona genital. Ésta desaparece y luego la enfermedad evoluciona hacia una segunda y tercera etapa. Ambas pueden afectar la salud del cuerpo completo. Por esto es sumamente importante detener la sífilis en sus etapas iniciales.

Clamidia: en el caso de las mujeres, generalmente es asintomática. Los hombres pueden padecer de una sensación ardiente al orinar y su pene suelta una descarga involuntaria.

Tricomoniasis: es causada por un parásito y su principal síntoma en las mujeres es una descarga amarillo-verdosa de olor desagradable. Los hombres pueden ser asintomáticos.

Liendres públicas: estos insectos infestan la zona pública. Las picaduras pueden causar comezón intensa. El tratamiento es a base de lociones especiales.

Vaginitis o vaginosis bacterial: es una infección común entre las mujeres. Generalmente es ocasionada por la bacteria conocida como *Gardnerella*. El síntoma principal es una descarga ligera, grisácea, con olor a pescado. Se trata con metronidazol.

consejosemocionales

Cómo decirle que tienes una ITS

No hay manera sencilla de decirle a tu actual pareja que has contraído una infección de transmisión sexual, pero lo mejor es ser claro, directo y honesto desde un principio.

- Abre la posibilidad de revelar tu secreto con una frase semejante: "Me siento muy mal de tener que decirte esto...".
- Cuando te sea posible, enfatiza el hecho de que el problema puede ser resuelto o que puede ser aliviado con un par de visitas a una clínica.
- No esperes compasión por la enfermedad que padeces.
- Infórmate. Debes estar preparado(a) para contestar muchas preguntas acerca de tus actividades sexuales y de la infección misma.
- Si tu pareja niega estar infectada, sugiérele, con tiento, que se haga exámenes médicos. Dile que las ITS a veces son asintomáticas y pueden empeorar gravemente si no se les atiende a tiempo.
- No hagas el amor con tu pareja hasta que ambos hayan sido diagnosticados apropiadamente y hasta que hayan recibido tratamiento médico.

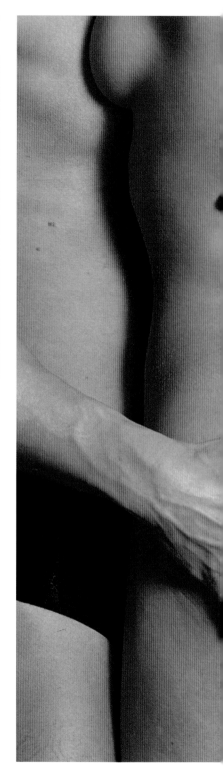

Una descarga vaginal anormal es incolora, de mal olor, cuya textura es extraña y se acompaña de comezón, irritación o dolor. Se debe prestar mucha atención si se presenta una descarga amarillo-verdosa, espumosa, y su olor es sumamente desagradable. Este puede ser signo de que has contraído tricomoniasis.

Estoy sufriendo de una descarga y de comezón intensa en torno a la vagina. ¿Tengo una enfermedad sexual?

Probablemente padeces de candidiasis, especialmente si tus secreciones vaginales son espesas, de color cremoso y su olor se parece al de la levadura. La candidiasis es un cultivo de levadura que crece en la vagina y que puede causar irritación extrema y comezón intensa. Puede ser transmitida de una persona a otra por vía sexual, pero

también se puede obtener espontáneamente, quizá por tomar antibióticos o por usar jabón muy perfumado en tus genitales. Necesitas eliminar el azúcar de tu dieta, dejar de usar ropa interior de telas sintéticas o ropa ajustada, dejar de usar productos perfumados en los genitales y debes aplicar una crema fungicida en la vagina. Consulta a tu médico y evita hacer el amor hasta que la candidiasis haya desaparecido totalmente.

Pienso que he contraído una enfermedad. Soy adolescente y tengo una irritación debajo de mi vello púbico. ¿Qué podría ser?

Esta irritación bajo el vello púbico puede ser más bien el nacimiento de folículos capilares normales, que se han agrandado como resultado del desarrollo hormonal y que ahora se han

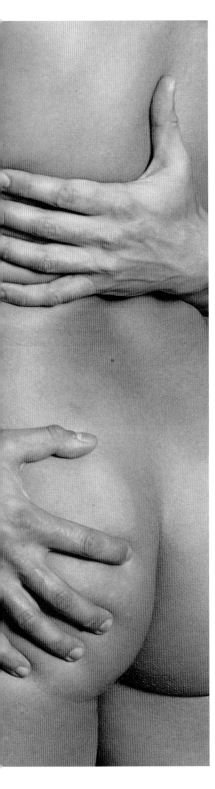

convertido en pequeños quistes cebáceos. Tal tipo de irritación generalmente desaparece por cuenta propia. Pero si realmente piensas que has contraído una enfermedad venérea, siempre es mejor consultar a un médico.

Estoy horrorizada: tengo herpes genital. Es tan doloroso y poco atractivo —¿cómo podré hacer el amor nuevamente?

El herpes genital puede parecernos invalidante la primera vez que lo padecemos, tanto en términos físicos como emocionales. A pesar de que el herpes es un virus que, una vez que se contrae, permanece dentro de tu cuerpo, los primeros brotes tienden a ser los peores. Después, las erupciones generalmente decrecen en frecuencia y severidad. En otras palabras, no será tan desagradable y doloroso más adelante. También existe un medicamento antiviral efectivo, el aciclovir, que se puede comprar en forma de crema de aplicación tópica o de tabletas. A pesar de que no puede prevenir el brote del herpes, el aciclovir se puede ingerir o aplicar desde el momento en que sientas los síntomas de un brote (muchas de las personas que lo padecen afirman que el brote es precedido por comezón). Si se le trata a tiempo, se puede disminuir la severidad del ataque y ayuda a prevenir su recurrencia. En cuanto a los encuentros sexuales, a pesar de que se deben evitar durante el tiempo que dure el herpes, habrán muchas ocasiones en que no sufrirás un brote activo y el sexo será más seguro y más cómodo. Consulta a tu médico.

He descubierto que padezco de gonorrea. ¿Debería avisárselo a mi novia?

Definitivamente deberías avisarle sobre tu padecimiento. La gonorrea es transmitida sexualmente, y es posible que ella te la haya contagiado. Por otra parte, si te la contagió alguien más, podrías infectar a tu compañera (si es que todavía no la has infectado). Así que, aunque te resulte difícil, debes hablar con tu novia.

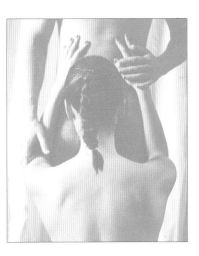

El sexo y las drogas

He escuchado que algunos medicamentos de prescripción médica pueden dañar la vida sexual. ¿Cuáles son?

• Todos los medicamentos para la presión alta.

• Algunos antidepresivos.

• Los sedantes.

• Todos los medicamentos antipsicóticos y antiansiolíticos.

¿Existen medicamentos que un doctor pueda prescribir para mejorar la vida sexual?

No existe ningún afrodisíaco mágico en las tiendas, pero si padeces de dificultades sexuales crónicas, entonces existen algunos medicamentos que pueden ser de gran ayuda. El medicamento más conocido

es el sildenafil (Viagra; ver las páginas 58-59) que ayuda a los hombres impotentes a incrementar el flujo de sangre al pene, permitiendo la erección del miembro viril. Un tratamiento a base de testosterona (ver la página 54) puede ayudar tanto a hombres como a mujeres que sufren de problemas sexuales, como la incapacidad de sentir excitación sexual. La terapia de reposición hormonal (ver las páginas 86-87) después de la menopausia en la mujer, puede tener un efecto positivo en su vida sexual, en parte porque le ayuda a resolver problemas tales como la resequedad vaginal y los cambios drásticos de humor que pueden hacer que las mujeres no tengan ganas de hacer el amor.

Si padeces un problema específico como la eyaculación prematura severa, un doctor puede prescribir un medicamento como el clomipramine (antidepresivo), que te puede ayudar a durar más tiempo antes de eyacular.

Mi esposo recientemente ha tenido que tomar pastillas para controlar su presión alta. Ya no muestra ningún interés por el sexo y le resulta muy difícil tener una erección. ¿Qué podemos hacer?

Las pastillas que controlan la presión alta inhiben el deseo sexual y tu médico debió haberles prevenido sobre ésto. Anima a tu esposo a que hable con su doctor acerca de la posibilidad de tomar

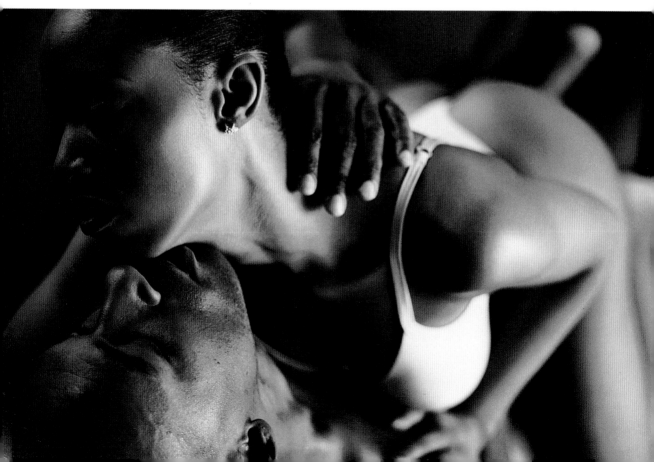

Dato sexual

La apomorfina (Uprima), un medicamento para combatir el mal de Parkinson, también puede ser empleada como alternativa al sildenafil (Viagra) para combatir la impotencia. Estimula partes del cerebro que controlan el proceso eréctil.

otro medicamento que ofrezca el mismo alivio, pero que ejerza un efecto menos severo en las funciones sexuales. Tu marido también podría preguntar si no habría problema en descansar del medicamento de vez en cuando, afirmando que ¡el sexo es una de las actividades que hacen que la vida valga la pena!

Soy una mujer de 36 años y he estado tomando medicamentos antidepresivos durante un mes. Ahora padezco de dificultades para alcanzar el orgasmo. ¿Por qué habría de suceder esto ahora, siendo que nunca antes he presentado problemas de esta índole?

Uno de los efectos secundarios de la depresión es que se pierde el interés en el sexo. Por ejemplo, los tricíclicos muchas veces provocan que el paciente vuelva a tener interés en la sexualidad, a medida que la depresión desaparece, (a pesar de que apenas 20 por ciento de los hombres y mujeres continúan experimentando una disminución en las funciones sexuales mientras siguen tomando el medicamento). Otro antidepresivo popular, el Prozac (la fluoxetina hidroclohídrica) provoca que las mujeres no puedan alcanzar el orgasmo y que los hombres tengan dificultades en eyacular. Sin embargo,

la buena noticia es que, una vez que dejas de tomarlos, la sexualidad volverá a interesarte.

¿Qué efecto tienen en el sexo las drogas recreativas?

La mayoría de las drogas recreativas ejercen un efecto negativo en la vida sexual de quien las consume, ya sea a corto o a largo plazo. He aquí un resumen de sus efectos:

• La nicotina puede reducir la fertilidad del fumador y ocasionar problemas circulatorios serios, que impiden que el flujo de sangre llegue a los genitales y, por tanto, produce la impotencia sexual en los hombres.

• La *cannabis índica*, o mariguana, exacerba el estado mental de quien la consume. Si te sientes sexualmente excitado, el fumar un cigarro de mariguana puede incrementer los sentimientos sexuales, pero si tienes sueño, te dará más. Consumirla durante periodos prolongados puede ocasionar daños a tu capacidad sexual.

• La cocaína puede ocasionar un retraso de la eyaculación y del orgasmo. De consumirse durante periodos prolongados, se puede llegar a perder tanto el interés como el deseo en la sexualidad.

• La heroína provoca una pérdida del deseo sexual durante las primeras etapas de consumo pero, a la larga, puede provocar problemas eyaculatorios y orgásmicos, infertilidad e impotencia.

• El *éxtasis* causa sentimientos de calidez emocional, pero puede ser que dichos sentimientos no se traduzcan en un interés sexual.

• El nitrato de amil, los llamados poppers, es empleado específicamente para incrementar las sensaciones durante el orgasmo, pero puede ser peligroso, especialmente para personas

¿Qué significa si...

necesito tomarme un trago antes de un encuentro sexual?

Una conocida mía solía tener visiones de su abuelo —un ministro metodista— ¡asomándose cada vez que estaba a punto de venirse! No es de sorprender que se le dificultara relajarse durante el acto sexual y que le fuera prácticamente imposible llegar al orgasmo. Una bebida alcohólica ejerce una acción desinhibidora en tu cerebro, suficiente como para liberarte de tus represiones. Aclaro que el alcohol no es un medicamento terapéutico y que es importante saber que el beber en exceso puede tener el efecto opuesto a una pequeña dosis, y cerrar todas nuestras compuertas sexuales de golpe.

con problemas cardíacos. Además, ¡huele horrible!

Cuando consumía heroína perdí todo interés en la sexualidad. Actualmente estoy tomando dosis pequeñas de metadona, pero aún no recupero mi libido. ¿Acaso el daño es permanente?

Tanto la heroína como la metadona pueden tener un efecto negativo en la libido de una persona, provocando que pierda el interés por el sexo y que le sea difícil lograr una erección y también el orgasmo. Cuando logres dejar la metadona, dale tiempo a tu cuerpo para recuperarse. Con el tiempo tendrás una mejoría en tus funciones sexuales.

¿eres asertivo?

La salud sexual es parte importante de las relaciones íntimas, pero muchas personas la encuentran difícil de abordar. ¿Eres asertivo respecto de la sexualidad o esperas que tu pareja tome la iniciativa?

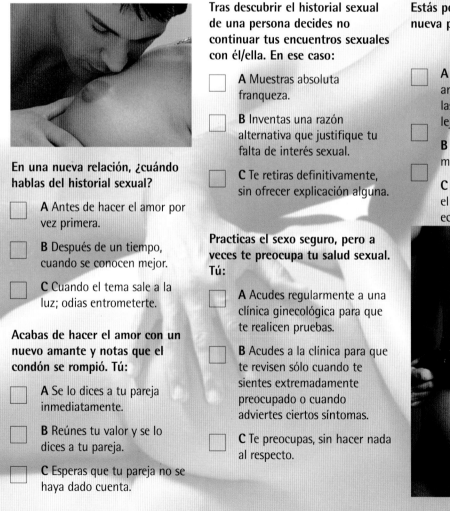

En una nueva relación, ¿cuándo hablas del historial sexual?

☐ **A** Antes de hacer el amor por vez primera.

☐ **B** Después de un tiempo, cuando se conocen mejor.

☐ **C** Cuando el tema sale a la luz; odias entrometerte.

Acabas de hacer el amor con un nuevo amante y notas que el condón se rompió. Tú:

☐ **A** Se lo dices a tu pareja inmediatamente.

☐ **B** Reúnes tu valor y se lo dices a tu pareja.

☐ **C** Esperas que tu pareja no se haya dado cuenta.

Tras descubrir el historial sexual de una persona decides no continuar tus encuentros sexuales con él/ella. En ese caso:

☐ **A** Muestras absoluta franqueza.

☐ **B** Inventas una razón alternativa que justifique tu falta de interés sexual.

☐ **C** Te retiras definitivamente, sin ofrecer explicación alguna.

Practicas el sexo seguro, pero a veces te preocupa tu salud sexual. Tú:

☐ **A** Acudes regularmente a una clínica ginecológica para que te realicen pruebas.

☐ **B** Acudes a la clínica para que te revisen sólo cuando te sientes extremadamente preocupado o cuando adviertes ciertos síntomas.

☐ **C** Te preocupas, sin hacer nada al respecto.

Estás por hacer el amor con una nueva pareja. Tú:

☐ **A** Paras y discutes métodos anticonceptivos antes de que las cosas vayan demasiado lejos.

☐ **B** Buscas un condón al último momento.

☐ **C** Te olvidas de estas cosas por el momento, pues no quieres echar a perder el momento.

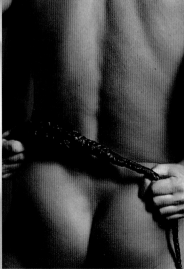

Tu pareja tiene enormes deseos de hacer el amor, pero se te olvidó comprar condones. Tú:

A Insistes en tener relaciones sexuales sin penetración.

B Discutes las opciones.

C Haces el amor, penetrando a tu pareja, pues piensas que no habrá problema.

A tu pareja no le gusta usar condones. Tú:

A Insistes en que los pruebe.

B Le preguntas si los usará de vez en cuando.

C Tomas precauciones alternativas.

Estás con una nueva pareja y quieres que se haga un examen de SIDA. Tú:

A Le pides claramente que se haga los exámenes contigo.

B Le preguntas si desea hacerse el examen.

C Discuten hipotéticamente y te fijas en su reacción.

En una nueva relación piensas que has infectado a tu pareja con una ITS. Tú:

A Se lo dices inmediatamente.

B Esperas el momento adecuado y le preguntas si ha tenido síntomas particulares.

C Sientes demasiada vergüenza para tocar el tema.

Piensas que tu pareja te contagió una ITS. Tú:

A Discutes el tema a la primera oportunidad.

B Meditas sobre las posibles implicaciones y abordas el tema dudosamente.

C Te encargas de resolver el problema por tu cuenta.

Tu pareja bebe demasiado y su desempeño sexual es malo. Tú:

A Le dices que su manera de beber está fuera de control y que ya es tiempo de ponerle remedio.

B Con suavidad, le animas para que deje de beber tanto.

C Soportas una situación que te sientes incapaz de cambiar.

Te han prescrito medicinas que afectan tu ímpetu sexual. Tú:

A Regresas con tu médico y le pides discutir este asunto.

B Investigas los efectos secundarios del medicamento.

C Te reconforta la idea de que no tomarás ese medicamento toda la vida.

RESPUESTAS

Una mayoría de respuestas A:
Siempre es mejor ser directo en lo relativo a la salud sexual y los anticonceptivos, y definitivamente no causará ningún daño el que seas claro y directo. Esto es fantástico porque significa que estás protegiendo tu salud y bienestar, y porque no tienes miedo de encarar los problemas que se te presentan.

Una mayoría de respuestas B:
Sabes qué te conviene y hablarás de los temas de salud sexual con tu pareja, aunque te tome tiempo. En algunas circunstancias, éste es el mejor camino. Sin embargo, cuando se trata de protegerte contra las enfermedades de transmisión sexual, es posible que necesites mantener tu postura con más firmeza.

Una mayoría de respuestas C:
Sientes reticencia respecto a los aspectos clínicos de las relaciones sexuales. Esto es bastante común y quizás indique que no tienes mucha experiencia en hablar francamente acerca de la salud sexual. Sin embargo, el abordar activamente estos temas es benéfico y puede prevenir mucha angustia y preocupación. Si te muestras decidido en asuntos de poca monta, descubrirás que los temas importantes te serán más fáciles de abordar.

Ocasionalmente, tu estilo directo puede parecer agresivo a una pareja sensible; recuerda que lo concerniente a la salud sexual debe ser tratado con delicadeza.

Índice

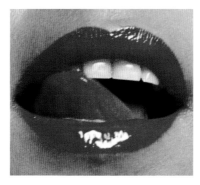

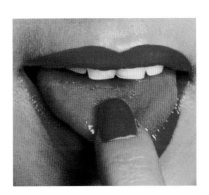

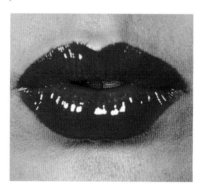

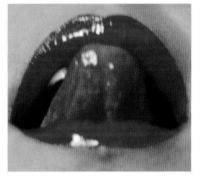

Agradecimientos

Investigación científica: Georgina Lowin

Créditos fotográficos

El editor quisiera agradecer el amable permiso para reproducir sus fotografías, a (abreviaturas: a=arriba, b=abajo, d=derecha, i=izquierda, c=centro):

Camera Press: David Roth 52. Gaze International: Hywel Williams 144. Alastair Hughes: 53. The Image Bank: Alain Daussin 4-5. Images Colour Library: 97; AGE Fotostock 17. Mother & Baby Picture Library/Emap Esprit: James Thomson 139.
Corbis Stock Market: Pete Saloutos 57. Getty Images: Dale Durfee 90bi; Joe Polillio 66; Kevin Mackintosh 60-61; Stuart McClymont 32-33; Uwe Krejci 9, 34. Superstock Ltd.: 84. Telegraph Colour Library: A Mo 135; Ian Sanderson 92-93; VCL/Paul Viant 108-109.

Créditos de fotografías de portada

Portada: The Image Bank
Contraportada: Getty Images cr
Lomo: The Image Bank
Todas las otras imágenes © Dorling Kindersley.
Para mayor información ver: www.dkimages.com

Índice: Dr. Laurence Errington

Corrección de pruebas: Constance Novis

Agradecemos a:

Ann Summers, por prestarnos la lencería.
Skin Two, por prestarnos los atuendos de PVC y hule.
Harmony, por prestarnos la lencería y los accesorios y atuendos de PVC.